中医独特疗法保健康

小儿捏脊百病消

陈光・主编

化学工业出版社

・北京・

小儿捏脊是中医独具特色的技术，既可以治病，又可以强身健体，具有简单易行、经济实用的优点。本书共分为三章，系统地阐述了小儿捏脊技术基本知识、小儿推拿常用手法、小儿常见病症捏脊疗法等内容。

本书适用于广大基层推拿医生、小儿推拿爱好者查阅和参考。

图书在版编目（CIP）数据

小儿捏脊百病消 / 陈光主编. -- 北京 : 化学工业出版社，2018. 7

（中医独特疗法保健康）

ISBN 978-7-122-32136-7

Ⅰ. ①小… Ⅱ. ①陈… Ⅲ. ①小儿疾病-捏脊疗法 Ⅳ. ①R244. 1

中国版本图书馆CIP数据核字（2018）第096804号

责任编辑：张 蕾

责任校对：边 涛　　　装帧设计：尹琳琳

出版发行：化学工业出版社（北京市东城区青年湖南街 13 号　邮政编码 100011）

印　　装：中煤（北京）印务有限公司

710mm × 1000mm 1 / 16 印张12¼ 字数188千字 2019年2月北京第1版第1次印刷

购书咨询：010-64518888　　　售后服务：010-64518899

网　　址：http: // www.cip.com.cn

凡购买本书，如有缺损质量问题，本社销售中心负责调换。

定　　价：39.80元

编写人员名单

主　编　陈　光

编　者（按姓氏笔画排列）

于　涛　王红微　王丽娟　付娜仁图雅
齐丽娜　孙丽娜　李　东　李　瑞
李春娜　何　影　张　彤　陈　光
赵　慧　夏　欣　陶红梅　董　慧

FOREWORD

前言

晋代葛洪《肘后备急方 · 治卒腹痛方》中有“拈取其脊骨皮深取痛引之，从龟尾至顶乃止。未愈，更为之”的描述，为目前有关捏脊疗法的最早记录。经后世医家不断地临床实践，才逐渐发展成为捏脊疗法。

捏脊疗法是连续捏拿脊背部肌肤，以防治疾病的一种方法，常被用于治疗小儿“疳积”之类的病症，因此又称“捏积疗法”，属于小儿推拿术的一种。捏脊疗法通过捏提等手法作用于背部的督脉、足太阳膀胱经，具有疏通经络、调整阴阳、改善脏腑功能、促进气血运行、增强机体抗病能力等作用。近年来的实验观察证实，捏脊能提高血红蛋白、血浆蛋白、血清淀粉酶指数，增强小肠的吸收功能。临床常用于治疗小儿消化不良、厌食、腹泻、呕吐、便秘、咳喘以及夜啼等症。

捏脊疗法因其具有操作简单、易于被小儿所接受等优点，越来越受到广大医者和小儿家长的欢迎，因此我们编写了本书。

小儿捏脊是中医独具特色的技术，既可以治病，又可以强身健体，具有简单易行、经济实用的优点。本书共分为三章，系统地阐述了小儿捏脊技术基本知识、小儿推拿常用手法、小儿常见病症捏脊疗法等内容。

本书写作上力求重点突出，简便实用，期望能为广大基层推拿医生、小儿推拿爱好者提供一本实用的参考书。

本书的编者虽然都是长期从事临床小儿捏脊工作、经验丰富的医生，但书中仍难免有不当之处，恳请广大同行给予批评指正。

编者

2018 年 9 月

目录
CONTENTS

01 小儿捏脊技术概论

捏脊是一种古老的疾病外治方法，实际上属于按摩推拿疗法。由于其多用于治疗小儿“疳积”之类疾病，故又叫做“小儿捏积”。随着历代医家不断地挖掘、完善，人们越来越发现其不但可以有效地治疗小儿疾患，在治疗成人疾病方面也显示出独特的疗效。具体地讲，捏脊就是用双手捏起脊背部皮肤，沿脊柱方向运用捏拿手法，从龟尾捏向大椎或风府，从而治疗疾病的一种推拿手法。此外，尚有推脊疗法与按脊疗法。推脊是指用食指、中指二指由大椎沿脊柱推向龟尾的一种手法。按脊是指用手指或手掌按压脊柱以及脊背部相应穴位，用以治疗或者保健的一种疗法。

捏脊疗法现在已经超出了其原有的适用范围，既包括小儿推拿疗法，又包括成人捏脊疗法。小儿推拿疗法为祖国医学宝库中一颗夺目璀璨的明珠。它是用医者的双手或借助一定的器具，在小儿体表根据特定的要求和规范化的动作进行操作以治病保健。小儿推拿不具有随意性，特别强调操作的技巧及规范化的动作。这种技巧和规范化的动作是千百年来历代医家在长期临床实践中不断总结、完善和发展起来的，为前人的智慧结晶，是治疗疾病的关键所在及取得疗效的根本保证。小儿推拿富有中医特色，不需要复杂的设备，不用服药和打针，较好地解决了小儿服药难的问题，因而是目前最受欢迎、易为人们接受的治疗方法之一。但是必须指出的是，小儿推拿是在中医理论指导下，依据小儿生理、病理特点来治疗疾病的疗法，不能看做是成人推拿的缩影。临床上对小儿疾病的认识不能等同于成人，在手法运用上也绝不只是成人重些、小儿轻些，而是有其独有的治病机理及法则。

第一节
小儿捏脊常用穴位

小儿推拿除应用十四经穴及经外奇穴之外，本身还有许多特定穴位。这些穴不仅有“点”，还有“线”和“面”。点状穴可采用揉、拿、点、捣等手法，如小天心及上马等。线状穴可采用推、提、捏等手法，如天河水及六腑等。面状穴可采用推运的手法，如八卦、运土入水等。为了方便学习，本节主要讲述取穴部位、操作方法与次数、功效与主治和临床应用。小儿推拿操作顺序，通常是先头面，次上肢，再胸腹、腰背，最后是下肢。也有根据病情轻重缓急或者小儿体位而定先后顺序，可以灵活掌握（图1-1，图1-2）。

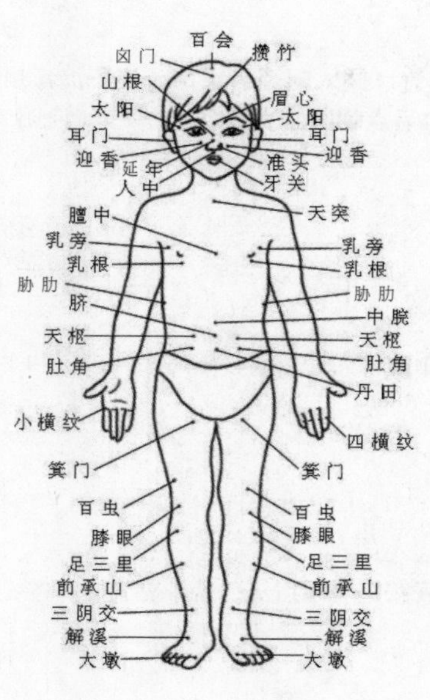

图1-1 正面穴位

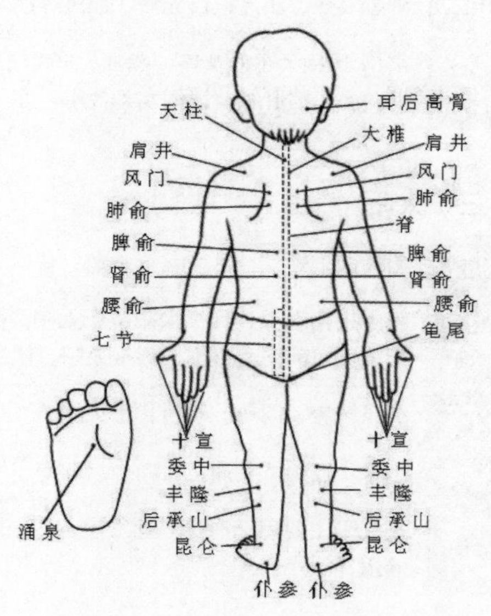

图1-2 背面穴位

一、头颈部穴位

（一）攒竹（天门）

部位	两眉中间至前发际成一直线
操作	以两手拇指桡侧或指腹自下而上交替直推，称为推攒竹，又称开天门。操作30～50次
功效	发汗解表、开窍醒脑、镇静安神
主治	感冒、发热无汗、头痛、惊惕不安、精神萎靡等症
临床应用	常用于外感发热、头痛等症，多与推坎宫、揉太阳等合用；若惊惕不安、烦躁不宁多与清肝经、按揉百会等合用

（二）坎宫

部位	自眉头起沿眉向眉梢成一横线
操作	以两手拇指指端分别自眉头起向眉梢分推，称推坎宫。操作30～50次
功效	疏风解表、醒脑明目、止头痛
主治	外感发热、头痛、目赤痛、惊风等症
临床应用	常用于治疗外感发热、头痛，多与推攒竹、揉太阳等合用；若用于治疗目赤痛，多和清肝经、清河水等合用。亦可推后点刺放血或用掐按法，以增强疗效

（三）太阳

部位	眉后凹陷处
操作	用中指指端揉，称揉太阳或运太阳。向眼前揉为补，向耳后揉为泻。以两手拇指桡侧自前向后直推，称推太阳。揉30～50次
功效	疏风解表、清热、明目、止头痛
主治	感冒、发热、头痛、目赤痛、近视、惊风等症
临床应用	推太阳主要用于治疗外感发热。若外感表实头痛用泻法；若外感表虚、内伤头痛用补法

（四）耳后高骨

部位	耳后入发际高骨下凹陷中
操作	用两手拇指或中指指端揉之，称揉耳后高骨。操作30～50次
功效	发汗解表、除烦安神
主治	感冒头痛、烦躁不安、惊风等症
临床应用	揉耳后高骨主要能疏风解表，治感冒头痛，多与推攒竹、推坎宫、揉太阳等合用；亦能安神除烦，治神昏烦躁等症

（五）人中

部位	人中沟中线上1/3与下2/3交界处
操作	用拇指指甲掐该穴，称掐人中。一般掐5下或醒后即止
功效	开窍醒神
主治	不省人事、惊厥、抽搐、窒息等症
临床应用	主要用于急救，对于不省人事、窒息、惊厥或抽搐时，掐之有效，多与掐十宣、掐老龙等合用

（六）百会

部位	后发际正中直上7寸，从两耳尖直上，头正中线取之
操作	医者一手扶小儿头部，另一手拇指指端按揉该穴，称揉百会。操作30～50次
功效	安神镇惊、升阳举陷、止头痛
主治	头痛、目眩、惊风、遗尿、脱肛、夜寐不安等症
临床应用	百会为诸阳之会，治疗惊风、惊厥、烦躁等症，多与清肝经、清心经、掐揉小天心等合用；治疗遗尿、脱肛等症，常与补脾经、补肾经、推三关、揉丹田等合用

（七）天柱骨

部位	颈后发际正中至大椎穴成一直线

操作	医者一手食指、中指并拢，用指腹由上而下直推，称推天柱骨。或用汤匙边蘸水自上向下刮，称刮天柱骨。一般推100～500次；刮至皮下轻度瘀血即可
功效	降逆止呕、祛风散寒
主治	呕吐恶心、外感发热、颈项僵痛、后头痛、惊风、咽痛等症
临床应用	治疗呕恶多与横纹推向板门、揉中脘等合用，单用本法亦有效，但推拿次数须多才行；治疗外感发热、颈项强痛等症多与拿风池、掐揉二扇门等同用；用刮法多以酒盅边沾姜汁或凉水自上向下刮，至局部皮下有轻度瘀血即可

（八）风池

部位	后发际（颈椎上部）两侧凹陷处
操作	医者位于小儿身后，以两手四指扶小儿头侧，两手拇指指端按揉本穴，称揉风池。或用拇指拿之，称拿风池。揉30～50次；拿3～5次
功效	发汗解表、祛风散寒
主治	感冒头痛、发热无汗、颈项强痛等症
临床应用	本法发汗效果显著，往往立见汗出，若再配合推攒竹、掐揉二扇门等，发汗解表之力更强

（九）印堂

部位	两眉连线的中点处
操作	左手扶小儿头部，右手拇指指端推之，称推印堂。推30～50次。或以拇指指甲掐之，称掐印堂。一般掐3～5下
功效	发汗解表、祛风散寒
主治	感冒头痛、昏厥抽搐、慢惊风等症
临床应用	治疗感冒头痛用推法，治疗惊厥用掐法。印堂还可作为望诊用，如印堂处青色主惊、惊泻，亦主热证

（十）囟门

部位	前发际正中直上2寸，百会前骨陷中

操作	以两手扶小儿头部，两手拇指自前发际向上交替推至囟门，再自囟门向两旁分推。若囟门未闭合时，仅推至边缘。操作30～50次
功效	镇惊、安神、通窍
主治	头痛、惊风、头晕、目眩、鼻塞、神昏、烦躁、衄血等症
临床应用	多用于治疗头痛、惊风、鼻塞等症。正常前囟在生后12～18个月之间闭合，故临床操作时需注意，不可用力按压

（十一）山根

部位	两目内眦之中
操作	一手扶小儿头部，用另一手拇指指甲掐之，称为掐山根。一般掐3～5下
功效	开窍、定神、醒目
主治	惊风、抽搐等症
临床应用	掐山根多与掐人中、掐老龙等合用。本穴除用于治疗疾病外，还可用于诊断，如见山根处青筋显著为脾胃虚寒或惊风

（十二）牙关（颊车）

部位	耳下1寸，当咀嚼时咬肌隆起，按之凹陷处
操作	小儿取坐位，医者以两手指端按揉之，称为按牙关或揉牙关。一般6～10次
功效	疏风、开窍、止痛
主治	牙关紧闭、口眼歪斜、牙痛等症
临床应用	按牙关主要用于治疗牙关紧闭，若口眼歪斜，则多用揉牙关

（十三）迎香

部位	鼻翼旁0.5寸，鼻唇沟中
操作	用食指、中指二指或两手拇指指端按揉之，称揉迎香。操作20～30次
功效	宣肺气、通鼻窍

主治	鼻塞不通、流清涕、呼吸不畅、口眼歪斜、急慢性鼻炎等症
临床应用	鼻为肺窍，穴居两侧，揉之能宣肺气、通鼻窍。用于治疗感冒或慢性鼻炎等引起的鼻塞流涕、呼吸不畅，效果较好，多与清肺经、拿风池等合用

（十四）桥弓

部位	颈部两侧，沿胸锁乳突肌成一线
操作	小儿取坐位，医者一手扶小儿头侧，另一手拇指、食指自上而下拿之，称为拿桥弓；或用拇指推法自上而下推之，称推桥弓；用抹法自上而下抹之，称为抹桥弓。拿3～5下；推或抹30～50次
功效	舒筋活络、调和气血
主治	先天性肌性斜颈、颈项强痛、惊风等症
临床应用	小儿主要用于治疗肌性斜颈和惊风症，成人可用于治疗高血压

二、胸腹部穴位

（一）天突

部位	胸骨上窝正中
操作	小儿取坐位，一手扶小儿头侧，另一手中指指端按或揉，称为按天突或揉天突。操作10～30次
功效	降逆平喘、理气化痰、止呕
主治	痰壅气急、咳喘胸闷、恶心呕吐等症
临床应用	由于气机不利，痰涎壅盛或胃气上逆所致痰喘、呕吐多与推揉膻中、揉中脘、运内八卦等合用。若用中指端微屈向下、向里按，动作宜快，可使之呕吐

（二）膻中

部位	胸骨中线上，平第4肋间隙，正当两乳之间

操作	小儿取仰卧位或坐位，以两拇指指端自膻中向两旁推至乳头，称为推膻中；用中指指端揉之，称为揉膻中。推、揉各50～100次
功效	宽胸理气、宣肺、止咳化痰
主治	胸闷、痰鸣咳嗽、吐逆等症
临床应用	膻中穴为气之会穴，居胸中。推揉本穴对各种原因引起的胸闷、吐逆、痰喘咳嗽均有效。治疗呕吐、噫气常与运内八卦、横纹推向板门、分腹阴阳等合用；治疗喘咳常与推肺经、揉肺俞等合用；治疗痰吐不利常和揉天突、按揉丰隆穴合用

（三）乳旁

部位	乳外旁开0.2寸
操作	两手四指扶小儿两胁，再以两手拇指于穴位上揉之，称揉乳旁。揉30～50次
功效	宽胸理气、止咳化痰
主治	胸闷、咳嗽、痰鸣、呕吐等症
临床应用	揉乳旁与揉乳根均有宽胸理气、止咳化痰的作用，临床上两穴多配用，以食指、中指两指同时操作

（四）乳根

部位	乳下0.2寸
操作	以两手四指扶小儿两胁，再以两手拇指于穴位上揉之，称揉乳根。揉30～50次
功效	宣肺理气、止咳化痰
主治	咳喘、胸闷、痰鸣等症
临床应用	见乳旁穴

（五）中脘

部位	前正中线上，脐上4寸

操作	用掌根按揉之，称揉中脘；用食指、中指指端自喉往下推至中脘或自中脘向上直推至喉下，称为推中脘，又称推胃脘；用掌心或四指摩之，称摩中脘
功效	健脾和胃、消食和中、降逆止呕
主治	腹泻、呕吐、腹痛、腹胀、食欲减退等症
临床应用	推中脘自上而下操作，有降胃气作用，主治恶心呕吐；自下而上操作，有涌吐作用。多与按揉足三里、推脾经等合用

（六）腹

部位	腹部
操作	小儿取仰卧位或坐位；用两手拇指指端沿肋弓角边缘或自中脘至脐，向两旁分推，称分推腹阴阳；用掌面或四指摩之，称摩腹。分推100～200次；摩腹3～5分钟
功效	分推腹阴阳可降逆止呕、和胃消食；摩腹可健脾止泻、通便
主治	伤食呕吐、恶心、腹胀、便秘、泄泻等症
临床应用	顺时针摩腹（自右下腹向上向左方向）为泻，逆时针（自左下腹向上向右方向）为补，常与捏脊、按揉足三里合用，作为小儿保健手法

（七）胁肋

部位	从腋下两胁至天枢处
操作	小儿取坐位；两手掌从小儿腋下搓摩至天枢处，称为搓摩胁肋。搓摩50～100次
功效	顺气化痰、除胸闷、开积聚
主治	胸闷、腹胀、食积、痰喘气急、胁痛、肝脾大等症
临床应用	搓摩胁肋，性开而降，对小儿由于食积、痰壅、气逆所致的胸闷、腹胀等有效。若肝脾大，则须久久搓摩，非一日之功，但对中气下陷、肾不纳气者宜慎用

（八）天枢

部位	肚脐旁开2寸

操作	小儿取仰卧位；用食指、中指指端按揉之，称揉天枢。操作50～100次
功效	疏调大肠、理气消滞
主治	腹泻、便秘、腹胀、腹痛、食积不化等症
临床应用	常用于治疗急慢性胃肠炎及消化功能紊乱引起的腹泻、呕吐、食积、腹胀、大便秘结等症。临床上，天枢与脐同时操作时，可以中指按脐、食指与无名指各按两侧天枢穴

（九）脐（神阙）

部位	肚脐
操作	用中指指端揉之，称揉脐。用掌或指摩之，称摩脐。揉100～300次；摩3～5分钟
功效	温阳散寒、补益气血、健脾和胃、消食导滞
主治	腹泻、便秘、腹痛、疳积等症
临床应用	临床上揉脐、摩腹、推上七节骨、揉龟尾常配合应用，简称“龟尾七节，摩腹揉脐”，治疗腹泻效果较好

（十）丹田

部位	小腹部，脐下2.5寸
操作	小儿取仰卧位，用掌摩之，称摩丹田；用拇指或中指指端揉之，称揉丹田；用指端按之，称按丹田。摩2～3分钟；揉100～300次；按0.5～1分钟
功效	培肾固本、温补下元、分清别浊
主治	小腹胀痛、癃闭、小便短赤、遗尿、脱肛、便秘、疝气等症
临床应用	多用于治疗小儿先天不足，寒凝少腹及腹痛、疝气、遗尿、脱肛等症，常与补肾经、推三关、揉外劳等合用。揉丹田对治疗尿潴留有一定效果，临床上常与推箕门、清小肠等合用

（十一）肚角

部位	脐下2寸（石门），旁开2寸大筋处

操作	小儿取仰卧位；用拇指、食指、中指三指向深入拿之，称拿肚角，同时向偏内上方做一推一拉一紧一松的轻微动作为一次；用拇指或中指端按之，称按肚角。拿、按各3～5次
功效	健脾和胃、理气消滞止痛
主治	受寒、伤食引起的腹痛、腹泻等症
临床应用	按、拿肚角是止腹痛的要法，对各种原因引起的腹痛均可应用，特别是对寒痛、伤食效果更好。本法刺激较强，一般拿3～5次即可，不可拿得时间太长。为防止小儿哭闹影响手法的进行，可在诸手法推毕，再拿此穴

三、腰背部穴位

（一）肩井

部位	大椎与肩峰连线的中点，肩部筋肉处
操作	小儿取坐位，用拇指与食指、中指两指对称用力提拿本穴，称拿肩井。用指端按之，称按肩井。拿3～5次；按0.5～1分钟
功效	宣通气血、发汗解表
主治	感冒、惊厥、上肢抬举受限等症
临床应用	多作为治疗结束后的总收法，也可用于治疗感冒、上肢痹痛等症

（二）大椎

部位	第7颈椎棘突下
操作	用中指或拇指指端揉之，称揉大椎。医者用双手拇指、食指将其周围的皮肤捏起，向穴中挤，称为捏挤大椎。揉30～50次；捏挤至局部皮肤充血或出现紫红瘀斑为度
功效	清热解表、通经活络
主治	发热、感冒、项强、咳嗽等症

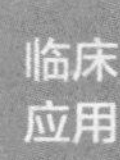

临床应用 揉大椎有清热解表的作用，主要用于治疗感冒、发热、项强等症。用提捏法，以屈曲的食指、中指两指蘸清水在穴位上提捏，至局部皮下出现轻度瘀血为度，对百日咳有一定的疗效

（三）风门

部位 第2胸椎棘突下旁开1.5寸

操作 以食指、中指指端揉之，称揉风门。揉20～50次

功效 疏风解表、宣肺止咳

主治 风寒感冒、咳嗽气喘、鼻塞等症

临床应用 揉风门主要用于治疗外感风寒、咳嗽气喘。临床上多与清肺经、揉肺俞、推揉膻中等配合应用

（四）肺俞

部位 第3胸椎棘突下旁开1.5寸

操作 以食指、中指指端或两手拇指指端揉之，称揉肺俞；用两拇指指端分别自肩胛骨内缘由上向下做分向推动，称为分推肩胛骨。揉50～100次；分推100～200次

功效 调肺气、补虚损、止咳嗽

主治 咳嗽气喘、外咳不愈、痰鸣、胸闷腹痛、发热等症

临床应用 揉肺俞、分推肺俞多用于治疗呼吸系统疾病。如久咳不愈，按揉肺俞时可加沾少许盐粉，效果更好

（五）脾俞

部位 第11胸椎棘突下旁开1.5寸

操作 以食指、中指指端或两手拇指指端揉之，称揉脾俞。揉50～100次

功效 健脾胃、助运化、祛水湿

主治 脾胃虚弱引起的呕吐、腹泻、食欲减退、四肢乏力、消瘦、慢惊风及水肿、黄疸等症

临床应用	常用于治疗脾胃虚弱、乳食内伤、消化不良等症，多与推脾经、按揉足三里等合用

（六）胃俞

部位	第12胸椎棘突下旁开1.5寸
操作	以食指、中指指端或两手拇指指端揉之，称揉胃俞；用指端按之，称按胃俞。揉50～100次；按0.5～1分钟
功效	和胃健脾、理中降逆
主治	胃脘疼痛、呕吐、腹胀、慢性腹泻、消化不良等症
临床应用	按之治胃痛、除食积；揉之治胃虚；按揉结合可用于和胃降逆、理中健脾

（七）肾俞

部位	第2腰椎棘突下旁开1.5寸
操作	用食指、中指指端揉之，或用两手拇指指端揉之，称揉肾俞。揉50～100次
功效	滋阴壮阳、补益肾气
主治	肾虚腹泻、气喘、遗尿、阴虚便秘、少腹痛、下肢痿软乏力、慢性腰背痛等症
临床应用	常用于治疗肾虚腹泻，或阴虚便秘，或下肢瘫痪等症，多与揉上马、补脾经，或推三关等合用

（八）腰俞

部位	第3腰椎棘突下旁开3.5寸（即腰眼）凹陷中
操作	以两手拇指或食指、中指指端揉之，称揉腰眼。揉20～30次
功效	通经活络
主治	腰痛、下肢瘫痪等症
临床应用	按揉腰俞能通经活络，多用于腰痛及下肢瘫痪

（九）脊椎

部位	大椎至龟尾成一直线
操作	用捏法自下而上捏之，称捏脊；用食指、中指指腹自上而下做直推法，称为推脊。捏脊一般捏3～5遍，每捏三下再将脊背皮肤提一下，称为捏三提一法。在捏脊前先在背部轻轻按摩几遍，使肌肉放松。推脊一般操作100～300次
功效	调阴阳、理气血、和脏腑、通经络、培元气、壮身体
主治	腹泻、呕吐、便秘、惊风、夜啼等症
临床应用	①本法不仅常用于治疗小儿疳积、腹泻等症，还可用于治疗成人失眠、肠胃病、月经不调等症。本法操作时亦旁及足太阳膀胱经，临床应用时可根据病情，重提或按揉相应的背部俞穴，能加强疗效。②推脊柱通常从上至下，能清热，多与清河水、退六腑、推涌泉等合用

（十）七节骨

部位	第4腰椎与尾骨端（龟尾）成一直线
操作	用拇指桡侧面或食指、中指指腹自下向上推之，称推上七节骨，自上而下推，称推下七节骨。推100～300次
功效	温阳止泻、泄热通便
主治	虚寒腹泻、多痢、肠热便秘、痢疾等症
临床应用	①推上七节骨能温阳止泻，多用于治疗虚寒腹泻、久痢等症。临床上常与按揉百会、揉丹田等合用治疗气虚下陷的脱肛、遗尿等症。若属实热证，则不宜用本法，用后多令小儿腹胀或出现其他不适。②推下七节骨能泻热通便，多用于肠热便秘，或痢疾等症。若腹泻属虚寒者，不可用本法，恐防滑泄

（十一）龟尾

部位	尾椎骨端
操作	用中指或拇指指端揉，称揉龟尾。揉100～300次
功效	通调督脉之经气，调理大肠之功能。既能止泻，又能通便
主治	腹泻、便秘、脱肛等症

临床应用	龟尾穴即督脉经之长强穴，揉之能通调督脉之经气，调理大肠功能。龟尾穴性平和，能止泻，也能通便。多与揉脐、推七节骨配合应用，以治腹泻、便秘等症

四、上肢穴位

上肢穴位如图1-3所示。

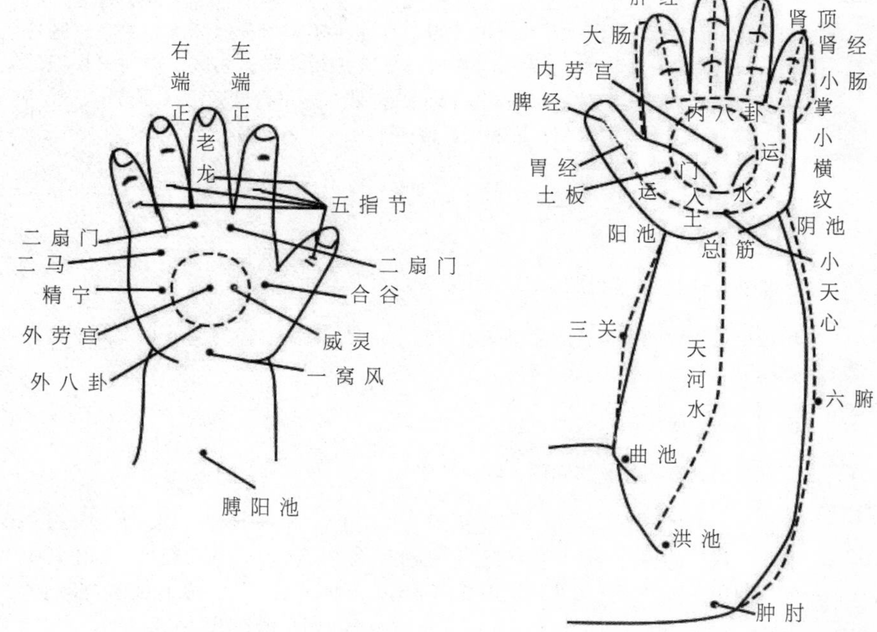

图1-3 上肢穴位

（一）脾经

部位	拇指末节螺纹面
操作	医者用左手握小儿左手，同时以拇指、食指捏住小儿拇指，使之微屈，再用右手拇指自小儿拇指尖推向拇指根，称为补脾经；若将小儿拇指伸直，自拇指根推向指尖，称为清脾经；若来回用力推之，称为清补脾经。操作100～500次
功效	健脾补气、清热利湿、化痰止咳、和胃消食

主治	腹泻、食欲减退、黄疸、痢疾、胃脘痞满等症
临床应用	补脾经能健脾胃、补气血。主治脾胃虚弱、气血不足引起的腹泻、食欲减退、消瘦、消化不良等症。清脾经则清热利湿、化痰止呕。主治湿热熏蒸、皮肤发黄、恶心呕吐、腹泻、痢疾等症。清补脾经能和胃消食、增进食欲。主治脾胃不和引起的胃脘痞满、吞酸恶食、腹泻呕吐等症。若湿热留恋，久不消退或外感发热兼湿者，可单用本法治之。注意：①小儿脾胃薄弱，不宜攻伐太甚，在一般情况下，脾经多用补法，体壮者方能用清法；②小儿体虚，正气不足，患斑疹热病时，推补脾经，可使隐疹透出，但手法宜快，用力宜重

（二）肝经

部位	食指末节螺纹面
操作	医者左手握住小儿之手，使其手指向上，手掌向外，然后用右手拇指自小儿食指由下而上直推，称清肝经；若由上而下直推或旋推之，称补肝经。操作100～500次
功效	平肝泻火、息风镇惊、解郁除烦
主治	惊风抽搐、烦躁不安、目赤肿痛、五心烦热等症
临床应用	补肝经一般不常用，若肝虚应补时则需补后加清，或以补肾经代之，称为滋肾养肝法

（三）心经

部位	中指末节螺纹面
操作	医者左手握住小儿之手，使其中指向上，手掌向外，然后以右手拇指自小儿中指末节向指尖方向直推，称清心经；由指尖向指根方向直推或旋推，称补心经。操作100～500次
功效	清热、退心火
主治	高热面赤、口舌生疮、小便短赤、惊风、惊吓等症
临床应用	常用于治疗心火旺盛而引起的高热神昏、面赤口疮、小便短赤等症，多与清天河水等合用。本穴宜用清法，不宜用补法，恐动心火。若气血不足而见心烦不安、睡卧露睛等症，需用补法时，可补后加清，或以补脾经代之

（四）肺经

部位	无名指末节螺纹面
操作	医者左手握住小儿左手，使其无名指向上，手掌向外，然后用右手拇指腹自无名指末节根部向指尖方向直推，称清肺经；由指尖向指根方向直推或旋推，称为补肺经。操作100～500次
功效	清肺经能宣肺清热、止咳化痰；补肺经能补益肺气
主治	感冒发热、咳嗽气喘、痰鸣、胸闷、流浊涕等症
临床应用	补肺经用于治疗肺气虚损、咳嗽气喘、虚汗怕冷等肺经虚寒症；清肺经用于治疗感冒发热及咳嗽、气喘、痰鸣等肺经实热症

（五）肾经

部位	小指末节螺纹面
操作	医者先以左手握住小儿左手，使手掌向上，再以右手拇指从小儿小指尖推至掌根，称为清肾经；由掌根直推至小指尖，称为补肾经。操作100～500次
功效	清利下焦湿热；滋肾壮阳、强筋健骨
主治	膀胱蕴热、小便短赤、腹泻及小儿肾炎等症
临床应用	补肾经用于治疗先天不足、久病体虚、肾虚久泻、多尿、遗尿、虚汗喘息等症。清肾经用于膀胱蕴热、小便赤涩等症。临床上肾经一般多用补法，需用清法时多以清小肠代之

（六）大肠

部位	食指桡侧缘，由指尖至虎口成一直线
操作	医者以左手握住小儿之左手，使手掌向上，再以右手食指、中指挟住小儿拇指，然后用拇指桡侧面自指尖直推至虎口，称为补大肠；反之为清，称为清大肠；若来回推之，称为清补大肠。操作100～300次
功效	温中止泻、涩肠固脱；清热利湿导滞
主治	腹泻、痢疾、脱肛等症
临床应用	补大肠能涩肠固脱、温中止泻，用于治疗虚寒腹泻、脱肛等症。清大肠能清利肠腑、除湿热、导积滞，多用于治疗湿热；积食滞留肠道、身热腹痛、痢下赤白、大便秘结等症。本穴又称指三关，可用于诊断

（七）小肠

部位	小指尺侧边缘，自指尖至指根成一直线
操作	从指尖向指根方向直推，称为补小肠；反之则为清，称为清小肠。操作100～300次
功效	补小肠可滋阴补虚；清小肠可清热利尿
主治	小便短赤、多尿、遗尿、尿闭、水泻、口舌生疮等症
临床应用	清小肠能清利下焦湿热、泌清别浊，多用于治疗小便短赤不利、尿闭、水泻等症。若心经有热，移热于小肠，以本法配合清天河水，能加强清热利尿作用。若属下焦虚寒所致的多尿、遗尿则宜用补小肠

（八）肾顶

部位	小指顶端
操作	医者以拇指或中指指端按揉之，称揉肾顶。揉100～500次
功效	收敛元气、固表止汗
主治	自汗、盗汗、解颅、大汗淋漓不止等症
临床应用	揉肾顶能收敛元气、固表止汗，对自汗、盗汗或大汗淋漓不止等症均有一定的疗效

（九）肾纹

部位	手掌面，小指第2指间关节横纹处
操作	以中指或拇指指端按揉之，称揉肾纹。揉100～500次
功效	祛风明目、散瘀结
主治	目赤肿痛、热毒内陷、鹅口疮等症
临床应用	主要用于治疗目赤肿痛或热毒内陷、瘀结不散所致的高热、呼吸气凉、手足逆冷等症

（十）掌小横纹

部位	手掌面，小指根下，尺侧掌纹

操作	以中指或拇指指端按揉之，称揉掌小横纹。揉100～500次
功效	清热散结、宽胸宣肺、化痰止咳
主治	痰热咳喘、口舌生疮等症
临床应用	主要用于缓解喘咳、口舌生疮等症，为治疗百日咳、肺炎的要穴

（十一）小横纹

部位	手掌面，食指、中指、无名指、小指的掌指关节横纹处
操作	用拇指侧向食指或小指的掌指关节横纹处，来回推之，称推小横纹；以拇指指甲依次掐之，继以揉之，称为掐小横纹。推100～300次；掐3～5下
功效	退热、消痈、散结
主治	脾胃热结、口唇破裂、口疮、腹胀、发热、烦躁等症
临床应用	主要用于治疗脾胃热结、口唇破烂及腹胀等症

（十二）四横纹

部位	手掌面，食指、中指、无名指、小指的第一指向关节横纹处
操作	小儿四指并拢，医者以拇指指端从食指横纹处推向小指横纹处，称推四横纹；经拇指指甲依次掐揉之，称掐四横纹。推100～300次；掐3～5下
功效	退热除烦、散瘀结
主治	疳积、腹胀、腹痛、气血不和、消化不良等症
临床应用	多用于治疗疳积、腹胀、气血不和、消化不良等症。常与补脾经、揉中脘等合用。也可用毫针或三棱针点刺本穴出血以治疗疳积，效果较好

（十三）运土入水

部位	手掌面，拇指桡侧经手掌边，小指掌面稍偏尺侧至尖端

操作	医者以左手握住小儿之左手手指，使手掌朝上，同时拇指、食指捏住小儿拇指，再用右手拇指侧面，自小儿拇指指端循手掌边缘，向上推运至小指端为1遍。一般操作100～300遍
功效	清脾胃湿热、利尿止泻
主治	湿热内蕴、少腹胀满、小便短赤、呕吐泄泻、便秘、痢疾等症
临床应用	常用于缓解新病、实证，如因湿热内蕴而见少腹胀满、小便赤涩、泄泻痢疾等症

（十四）运水入土

部位	手掌面，小指尺侧缘沿手掌边缘至拇指桡侧尖端成一弧形曲线
操作	医者左手握住小儿之左手手指，使手掌朝上，用右手拇指侧面，自小儿小指端循手掌边缘，向上推运至拇指端为1遍。一般操作100～300遍
功效	健脾助运、润燥通便
主治	脾胃虚弱、腹胀、食欲减退、泻痢等症
临床应用	多用于因脾胃虚弱而见完谷不化、腹泻、便秘等症

（十五）胃经

部位	拇指掌面近掌端第一节
操作	用拇指或食指、中指自掌根推向拇指根，称清胃经；旋推胃经为补胃经。一般操作100～500次
功效	清胃经可和胃降逆、除烦止渴；补胃经能健脾胃、助运化
主治	恶心呕吐、烦渴善饥、呃逆、嗳气、吐血衄血、食欲减退、腹胀、口臭、便秘等症
临床应用	清胃经可用于治疗胃火上亢引起的衄血等症。临床上多与清脾经、推天椎骨、横纹推向板门等合用，治疗脾胃湿热，或胃气不和引起的上逆呕恶等症；若胃肠实热、脘腹胀满、发热烦渴、便秘纳呆，多与清大肠、退六腑、揉天枢、推下七节骨等合用。补胃经临床上常与补脾经、揉中脘、摩腰、按揉足三里等合用，治疗脾胃虚弱、消化不良、纳呆腹胀等症

（十六）板门

部位	手掌大鱼际平面
操作	医者用左手托住小儿之左手，再以右手食指、中指挟住小儿的拇指，然后用拇指指端揉之或运之，称为揉板门或运板门；用右手拇指侧面自板门向大横纹，称板门推向横纹；若以右手拇指侧面自大横纹推向板门，称为横纹推向板门。揉、推各100～300次
功效	健脾和胃、消食化滞；止泻、止呕
主治	乳食停积、腹胀腹泻、食欲减退、呕吐、嗳气等症
临床应用	揉板门能健脾和胃、消食化滞，通达上下之气，多用于治疗乳食停积、食欲减退或嗳气等症。板门推向横纹能止泻，主治乳食停滞引起的腹泻及各种泄泻。横纹推向板门则能止吐，主治胃气上逆而致的各种呕吐，多与推天柱骨配用，加强止吐疗效

手部穴位见图1-4。

（十七）内劳宫

部位	掌心中，屈指当中指与无名指之间的中点
操作	医者以左手握小儿四指，使手伸直，再以右手食指、中指夹住小儿之拇指，然后以中指指甲掐揉之，称掐揉内劳宫；以拇指自小指根掐运起，经掌小横纹、小天心至内劳宫，称运内劳宫，又称为水底捞明月
功效	清热除烦、息风凉血
主治	发热、五心烦热、口舌生疮、烦渴、齿龈糜烂、便血等症
临床应用	揉内劳宫能清热除烦，用于治疗心经有热而致口舌生疮、发热、烦渴等症。运内劳宫为复合手法，能清虚热，对心、肾两经虚热最为适宜

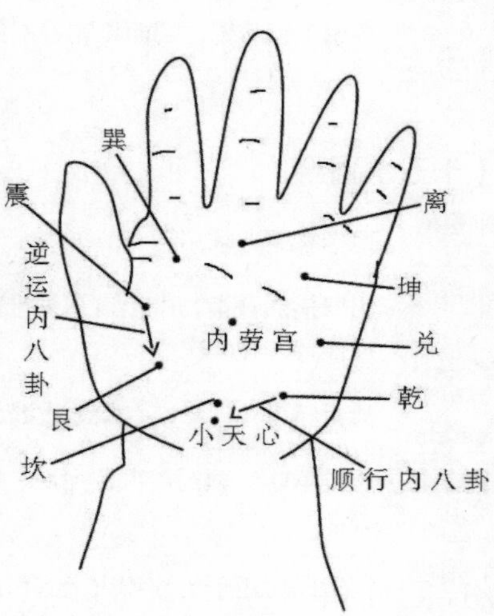

图1-4 手部穴位

（十八）内八卦

部位	以掌中心为圆心，从圆心至中指根横纹约2/3处为半径，画一圆圈，内八卦即在此圆圈上
操作	医者以左手持小儿左手四指，使掌心向上，同时拇指按定离卦，再以右手食指、中指夹住小儿拇指，然后用拇指顺时针掐运，称顺运内八卦；若逆时针掐运称为逆运内八卦。一般操作100～500次
功效	顺运八卦能宽胸理气、止咳化痰、行滞消食；逆运八卦能降气平喘
主治	咳嗽痰喘、胸闷纳呆、腹胀呕吐等症
临床应用	临床上顺运与逆运内八卦合用，可与推脾经、推肺经、揉板门、揉中脘等配合使用

（十九）小天心

部位	大小鱼际交接处凹陷中
操作	医者以中指指端揉之，称揉小天心；以拇指指甲掐之，称掐小天心；以中指指尖或屈曲的指间关节捣，称捣小天心。揉100～300次；掐、捣各5～20下
功效	清热、镇惊、利尿、明目、安神
主治	目赤肿痛、口舌生疮、惊惕不安、小便短赤等症
临床应用	揉小天心能清热、镇惊、利尿、明目，主要用于心经有热而致目赤肿痛、口舌生疮、惊惕不安，或心经有热，移热于小肠而见小便短赤等症。对新生儿硬皮症、黄疸、遗尿、水肿、疮疖、痘疹欲出不透亦有效。掐、捣小天心能镇惊安神。主要用于惊风抽搐、夜啼、惊惕不安等症。若见惊风眼翻、斜视，可配合掐老龙、掐人中、清肝经等。眼上翻者则向下掐、捣；右斜视者向左掐、捣；左斜视者向右掐、捣

（二十）总筋

部位	掌后腕横纹中点
操作	医者一手握小儿手指，另手拇指指甲掐之，称掐总筋；以拇指或中指指端揉之，称揉总筋。掐3～5下；揉100～300次
功效	清心经热、散结止痉

主治	口舌生疮、潮热、夜啼、牙痛等症
临床应用	临床上多与清天河水、清心经配合，治疗口舌生疮、潮热、夜啼等症。操作时手法宜快，并稍用力。治疗惊风抽掣多用掐法

（二十一）大横纹

部位	仰掌，掌后横纹，近拇指端称阳池，近小指端称阴池
操作	医者用两手拇指自掌后横纹中（总筋）向两旁分推，称为推大横纹，又称分阴阳；自两旁（阴池、阳池）向总筋合推，称合阴阳。推30～50次
功效	分阴阳可平衡阴阳、调和气血、行滞消食；合阴阳可化痰散结
主治	寒热往来、烦躁不安、乳食停滞、腹胀、腹泻、呕吐、痰结喘嗽、胸闷等症
临床应用	分阴阳多用于阴阳不调、气血不和而致寒热往来、烦躁不安，以及乳食停滞、腹胀、腹泻、呕吐等症。亦可用治痢疾，有一定效果。但在操作时，如实热证阴池宜重分，虚寒证阳池宜重分。合阴阳多用于治疗痰结喘嗽、胸闷等症。若本法配揉肾纹、清天河水能加强行痰散结的作用

（二十二）老龙

部位	中指指甲后一分处
操作	医者以拇指指甲掐之，称掐老龙。掐5下，或醒后即止
功效	开窍醒神
主治	急惊风、高热抽搐、不省人事
临床应用	掐老龙主要用于急救。若掐之知痛有声者易治，不知痛而无声者一般难治

（二十三）十王

部位	十指尖端指甲内赤白肉际处
操作	医者以左手握小儿之手，使手掌向外，手指向上，再以右手拇指指甲先掐小儿中指，然后逐指掐之，称掐十王。各掐3～5下，或醒后即止

功效	清热、醒神、开窍
主治	高热惊风、抽搐、昏厥、两目上视、烦躁不安、神呆等症
临床应用	掐十王主要用于急救，多与掐人中、掐老龙、掐小天心等合用

（二十四）二扇门

部位	手背中指根本节两侧凹陷处
操作	医者以食指、中指指端揉之，称揉二扇门；令小儿手掌向下，医者两手食指、中指固定小儿手腕，无名指托其手掌，然后用两手拇指指甲掐之，继之揉之，称掐二扇门。揉100～500次；掐3～5下
功效	发汗透表、退热平喘
主治	伤风感冒、发热无汗、痰喘气阻、呼吸不畅、急惊风、口眼歪斜等症
临床应用	揉二扇门是发汗法。揉时要稍用力，速度宜快，多用于风寒外感，本法与揉肾顶、补脾经、补肾经等配合应用，适宜于平素体虚外感者

（二十五）二马

部位	手背无名指及小指掌指关节后陷中
操作	医者以左手握住小儿之左手，使手心向下，再以右手拇指指甲掐之，称掐二马；以拇指指端揉之，称揉二马。掐3～5下；揉100～500次
功效	滋阴补肾、顺气散结、利水通淋
主治	虚热喘咳、小便短赤不利、遗尿、脱肛、腹痛、牙痛、睡时磨牙、消化不良等症
临床应用	主要用于阴虚阳亢、潮热烦躁、牙痛、小便赤涩淋沥等症。本法对体质虚弱，肺部感染有干性啰音，久不消失者配揉小横纹；湿性啰音配揉掌小横纹，多揉有一定疗效

（二十六）外劳宫

部位	手背中，与内劳宫相对处

操作	医者用中指指端揉之，称揉外劳宫；以拇指指甲掐之，称掐外劳宫。揉100～300次；掐3～5下
功效	温阳散寒、升阳举陷，兼能发汗解表
主治	腹痛肠鸣、腹泻腹胀、风寒感冒、鼻塞流涕、痢疾、脱肛、遗尿、疝气等症
临床应用	临床上揉法为多，揉外劳宫主要用于寒证，不论外感风寒、鼻塞流涕以及脏腑积寒、完谷不化、肠鸣腹泻、寒痢腹痛、疝气等皆宜，且能升阳举陷，故临床上也多配合补脾经、补肾经、推三关、揉丹田等治疗脱肛、遗尿等症

（二十七）五指节

部位	手指背面，五指的第一指间关节处
操作	医者以左手握小儿之左手，使掌面向下，然后用右手拇指指甲从小指或从拇指依次掐之，继以揉之，称掐五指节；以拇指、食指揉搓之，称揉五指节。掐3～5下；揉搓30～50次
功效	祛风痰、通关窍、安神镇惊
主治	惊风、惊惕不安、胸闷、咳嗽、风痰、吐涎等症
临床应用	掐五指节主要用于惊惕不安、惊风等症，多与清肝经、掐老龙等合用；揉五指节主要用于胸闷、痰喘、咳嗽等症，多与运内八卦、推揉膻中等合用

（二十八）威灵

部位	手背第2、第3掌骨骨缝间
操作	医者以拇指甲掐之，继以揉之，称为掐威灵。掐5～10次，或醒后即止
功效	祛风痰、通关窍、安神镇惊
主治	惊风等症
临床应用	主要用于昏迷不醒时的急救

（二十九）精宁

部位	手背第4、第5掌骨骨缝间

操作	医者以拇指甲掐揉之，称掐精宁。掐5～10次
功效	行气、破结、化痰
主治	痰食积聚、气吼痰喘、干呕、疳积及急惊昏厥等症
临床应用	本法多与掐威灵合用，用于昏迷不醒，以加强开窍醒神之作用。体虚者需慎用，如必须应用时多与补脾、推三关、捏脊等合用，以免克削太甚，元气受损

（三十）左端正

部位	中指甲根桡侧，旁开1分处
操作	医者以拇指甲掐之或揉之，分别称掐左端正或揉左端正。掐3～5下；揉50～100次
功效	升提中气、止泻、醒神开窍
主治	水泻、痢疾、惊风等症
临床应用	揉左端正能升提，主要用于水泻、痢疾等症

（三十一）右端正

部位	中指指甲根尺侧，旁开1分处（赤白肉际处）
操作	医者用拇指甲掐之或揉之，分别称掐右端正或揉右端正。掐3～5下；揉50～100次
功效	降逆止呕、止血
主治	恶心呕吐、鼻出血等症
临床应用	揉右端正能降逆止呕，主要用于胃气上逆而引起的恶心呕吐等症。用于小儿惊风，常与掐老龙、清肝经合用。本穴对鼻出血有良效，用细绳由中指第3节横纹起扎至指端（不可过紧），扎好后令小儿静卧

（三十二）外八卦

部位	手背外劳宫周围，与内八卦相对处
操作	医者以拇指做顺时针方向掐运，称运外八卦。操作100～300次
功效	宽胸理气、通滞散结

主治	胸闷、腹胀、便秘等症
临床应用	临床上多与摩腹、推揉膻中等合用，治疗胸闷、腹胀、便结等症

（三十三）一窝风

部位	手背腕横纹正中凹陷处
操作	医者以中指或拇指端按揉之，称揉一窝风。揉100～300次
功效	温中行气、止痹痛、利关节
主治	腹痛、肠鸣、关节痹痛、伤风感冒等症
临床应用	常用于受寒、食积等原因引起的腹痛等症，多与拿肚角、推三关、揉中脘等合用。本法亦能发散风寒、宣通表里，对寒滞经络引起的痹痛或感冒风寒等症也有效

（三十四）膊阳池

部位	手背一窝风后3寸处
操作	医者以左手托住小儿之左手，使掌面向下，再以右手拇指甲掐之，称为掐膊阳池；或以中指端揉之，称揉膊阳池。掐3～5下；揉100～300次
功效	止头痛、通大便、利小便
主治	大便秘结、小便短赤、感冒头痛等症
临床应用	掐、揉膊阳池能止头痛，通大便，利小便，特别对大便秘结，多揉之有显效，但大便滑泻者禁用；用于感冒头痛，或小便赤涩短少多与其他解表、利尿法合用

（三十五）洪池

部位	肘横纹中点
操作	医者一手拇指按于穴位上，一手拿其四指摇之，称按摇洪池。按摇5～10下
功效	调和气血、通调经络
主治	气血不和、关节痹痛等症

临床应用	用于上肢气血阻滞不通等症

（三十六）斗肘

部位	肘关节、鹰嘴处
操作	医者以左手拇指、食指、中指三指托小儿肘部，以右手拇指、食指叉入虎口，同时用中指按小鱼际中点，然后屈小儿之手，上下摇之，称摇斗肘。摇20～30下
功效	通经活血、行气化痰
主治	痹痛、痞块、咳嗽、咳痰急惊等症
临床应用	用于痹证、痞满及食积

（三十七）三关

部位	前臂桡侧，阳池至曲池成一直线
操作	医者以食指、中指指腹，白腕推向肘，称推三关。推100～500次
功效	温阳散寒、发汗解表
主治	腹痛腹泻、畏寒、四肢乏力、病后体虚、斑疹白、疹出不透及风寒感冒等一切虚、寒病症
临床应用	临床上治疗气血虚弱、命门火衰、下元虚冷、阳气不足引起的四肢厥冷、面色无华、食欲减退、疳积、吐泻等症。多与补脾经、补肾经、揉丹田、捏脊、摩腹等合用。对感冒风寒、怕冷无汗或疹出不透等症，多与清肺经、推攒竹、掐揉二扇门等合用。此外，对疹毒内陷、黄疸、阴疸等症亦有疗效

（三十八）天河水

部位	前臂正中，腕横纹至肘横纹成一直线
操作	医者以食指、中指指腹自腕横纹推向肘横纹，称为清天河水；先以运内劳宫法运之，然后屈小儿四指向上，以左手握住，再以食指、中指顶端自内关、间使循天河向上一起一落地打至洪池，同时用口吹气随之，称打马过天河；用食指、中指指腹，自内劳宫推向肘横纹，称为推天河水。操作100～300次

功效	清热解表、泻火、除烦
主治	外感发热、内热、潮热、烦躁不安、口渴、弄舌、惊风等症
临床应用	本穴性微凉，清热而不伤阴，善清卫分、气分之热。主要用于治疗热性病症，如五心烦热、口燥咽干、唇舌生疮、夜啼等症；对于感冒发热、头痛、恶风、汗微出、咽痛等外感风热者，常与推攒竹、推坎宫、揉太阳等合用。打马过天河清热之力大于清天河水，多用于实热、高热等症

（三十九）六腑

部位	前臂尺侧缘，腕横纹至肘横纹成一直线
操作	医者以左手握其腕部，用另一手拇指指腹或食指、中指指面向自肘横纹推向腕横纹，称为推六腑或退六腑。推100～300次
功效	清热、凉血、解毒
主治	高热、烦渴、惊风、鹅口疮、木舌、重舌、咽痛、痄腮、大便秘结干燥等一切实热病症
临床应用	本穴性寒凉，善清营、血分之热。对温病邪入营血、脏腑郁热积滞、壮热烦渴、腮腺炎及肿毒等实热证均可应用。本穴与补脾经合用，有止汗的效果。若小儿平素大便溏薄、脾虚腹泻，慎用本法

五、下肢穴位

（一）箕门

部位	大腿内侧，膝盖上缘至腹股沟成一直线
操作	让小儿仰卧，将腿伸直，医者位于小儿身旁，一手扶小儿之膝，另一手食指、中指并拢，自膝关节内侧向上推至腹股沟，称为推箕门。推100～300次
功效	利尿
主治	癃闭、水泻、小便赤涩不利等症
临床应用	推箕门性平和，有较好的利尿作用。用于治疗尿潴留多与揉丹田、按揉三阴交等合用；用于治疗小便赤涩不利，多与清小肠等合用

（二）膝眼

部位	髌骨之下两旁凹陷中
操作	让小儿伸直下肢，医者以右手拇指、食指相对用力拿之，继以揉之，称拿膝眼。拿5～10次
功效	止惊、通络
主治	惊风抽搐、下肢痿软等症
临床应用	多用于镇静安神及下肢经络闭阻等症

（三）百虫

部位	膝上内侧，股骨内缘，血海上1寸处
操作	医者以拇指按之，称按百虫；以拇指端揉之，称为揉百虫；拿之称拿百虫。按0.5～1分钟；揉30～50次；拿3～5次
功效	通经络、止抽搐
主治	下肢痿软、瘫痪、痹痛及四肢抽搐等症
临床应用	多用于下肢瘫痪及痹痛等症，常与拿委中、按揉足三里等合用。若用于惊风、抽搐，手法宜重

（四）三阴交

部位	内踝上3寸处
操作	医者以拇指端或食指端按揉之，称按揉三阴交。操作100～200次
功效	健脾胃、利湿热
主治	癃闭、遗尿、小便频数、短赤不利、下肢痹痛、惊风及消化不良等症
临床应用	主要用于泌尿系统疾病，如遗尿、癃闭等症，常与揉丹田、推箕门等合用，亦常用于下肢痹痛、瘫痪等症

（五）解溪

部位	踝关节横纹之中点，两筋之间凹陷处，属足阳明胃经

操作	医者以拇指指端揉之，称为揉解溪；以拇指指甲掐之，称为掐解溪。揉50～100次；掐3～5下
功效	解痉、止吐
主治	踝关节屈伸不利、惊风及吐泻等症
临床应用	用于镇静、解痉、调整胃肠及局部疼痛性疾病

（六）足三里

部位	外膝眼（犊鼻穴）下3寸，胫骨前嵴外1横指处
操作	医者以拇指指端按揉之，称为揉足三里。一般揉30～50次
功效	健脾胃、助运化、强壮身体
主治	脘腹胀满、腹痛肠鸣、呕吐腹泻、食欲减退、大便秘结、面黄肌瘦、慢脾风及喘促、痰多等症
临床应用	本穴能健脾和胃、调中理气、导滞通络，多用于治疗消化系统疾病，常与推天椎、分腹阴阳配合治疗呕吐，与推上七节骨、补大肠治脾虚腹泻，且常与捏脊、摩腹等配合应用，作为小儿保健

（七）前承山

部位	外膝眼下8寸（上巨虚下2寸），距胫骨前1横指处
操作	医者以拇指指甲掐之或拿之，称为掐前承山或拿前承山；以拇指端揉之，称揉前承山。掐3～5下；揉50～100次；拿0.5～1分钟或3～5次
功效	止惊、舒筋、通络
主治	急惊、抽搐、角弓反张，腓肠肌痉挛及关节疼痛等症
临床应用	掐揉本穴主治抽搐，常与拿委中、按百虫、掐解溪等合用，治疗角弓反张、肢体抽搐

（八）后承山

部位	腓肠肌腹（腿肚）下凹陷中（人字纹处），与前承山相对

操作	医者以右手拇指拿之，称拿后承山；以拇指端揉之，称揉后承山。拿5～10次；揉50～100次
功效	止抽搐、通经络
主治	惊风抽搐、腿痛转筋、下肢痿软、腰痛、麻痹、腹泻便秘等症
临床应用	拿后承山能止抽搐、通经络，常与拿委中等配合治疗惊风抽搐、下肢痿软、腿痛转筋等。小儿大便秘结时，可下推后承山；腹泻者可上推后承山

（九）委中

部位	腘窝中央，两筋中间
操作	医者以拇指、食指指端提拿钩拨腘窝中筋腱，称拿委中。一般拿3～5次
功效	止惊、通络
主治	惊风抽搐、下肢痿软及痹痛、腰背部疼痛等症
临床应用	主要用于急救解痉、中风后遗症和太阳经脉的病症

（十）昆仑

部位	外踝后缘与跟腱内侧的中间凹陷处
操作	医者以拇指指甲掐之，称掐昆仑；以拇指、中指相对用力拿之，称拿昆仑。掐3～5下；拿0.5～1分钟或3～5次
功效	止惊、通络
主治	惊风、抽搐、项强及踝部疼痛等症
临床应用	主要用于急救、解痉及局部疼痛性病症

（十一）涌泉

部位	屈趾，足掌心前正中凹陷中
操作	医者用拇指指腹向足趾方向直推，称推涌泉；用指端揉，称揉涌泉。推、揉各50～100次

功效	退虚热、止吐泻
主治	发热、五心烦热、呕吐、腹泻等症
临床应用	推涌泉能引火归元，退虚热。主要用于五心烦热、烦躁不安等症，常与揉上马、运内劳宫等配合应用。配合退六腑、清天河水亦能退实热。揉涌泉能治吐泻，左揉止吐、右揉止泻

（十二）仆参

部位	足跟外踝下凹陷中
操作	用拿法拿之，称为拿仆参。一般拿3～5次，或醒后即止
功效	醒神开窍
主治	昏厥、惊风等症
临床应用	主要用于急救

第二节 小儿捏脊的技术规范

一、捏脊的手法

方式一	双手中指、无名指、小指握成半拳状，食指半屈，拇指伸直，拇指指腹对准食指第二指间关节桡侧，两者保持一定的距离，虎口向前，双手食指紧贴皮肤并向前推动，将皮肤推起，然后双手拇指、食指把皮肤捏起
方式二	用拇指桡侧缘顶住皮肤，食指、中指前按，拇指、食指、中指三指指端挟住皮肤并捏起，同时用力提拿，双手交替移动向前

上述操作方法以第一种较为常用。

每次操作均从龟尾穴开始，将皮肤捏起后沿着脊柱由下而上，或轻或重，随捏随拿，随推随放，波浪式向前，一直到大椎穴即为一遍，一般连续操作4～5遍，故本法俗称“翻皮肤”。为了加强手法感应，临床治疗时还常采用捏三提一法，即先捏脊一遍，从第二遍起，每捏捻三次就向上提拿一次。捏脊时要用指面着力，不能以指端挤捏，更不能将肌肤拧转，否则容易导致疼痛。捏拿肌肤及用力要适当，如捏拿肌肤过多，则动作呆滞并不易向前推进，过少则易滑脱；用力过重易致疼痛，过轻又不易得气。所以，操作时医者腕部要放松，使动作灵活协调，若操作娴熟者，在提拉皮肤时，常能发出较清脆的“嗒、嗒”声音。

二、功效及临床运用

捏脊具有调整阴阳，疏通经络，健脾和胃，促进气血运行，改善脏腑功能，增强机体抗病能力的功效。本法在临床中运用较多，如小儿积滞、疳症、腹泻、呕吐、便秘、消化不良以及夜啼、佝偻病等症。对成人的失眠、肠胃疾病、神经衰弱以及妇科的月经不调、痛经也有一定的治疗作用。

也有学者认为捏脊是各种手法的复式动作，从操作全过程看，包含常用的八种单式手法，又称为“捏脊八法”，下面简要叙述。

捏脊八法

捏法	将皮肤捏起来，是治疗时最常用的手法。捏时双手拇指、食指或拇指、食指、中指将皮肤捏起，随捏随提随放，逐步向前推进，皮肤一起一伏好像后浪推前浪似的。捏起的皮肤要适当
拿法	拿是捏的进一步动作，捏而提起谓之拿，故捏法和拿法相辅相成
推法	向前推动，并且稍微加力。手指紧贴皮肤，均匀地向前推进，并与拇指协调，边捏拿，边推进，推进速度要适当，过快则容易滑脱，过慢则不易推进
捻法	拇指、食指或拇指、食指、中指相对用力错动叫捻。方式一中捻法是食指向前上用力，拇指向后下用力；方式二中捻法是拇指向前上用力，食指、中指向后下用力。捻法与推法要结合而作，推的时候边推边捻，像捻线一样，使皮肤从手中不断通过
提法	捏起皮肤后，食指和拇指同时向上牵拉用力，一般用于重提背俞穴或三捏一提
放法	提起皮肤后，慢慢再放松，使皮肤恢复到提之前的状态叫放法。放法是捏、拿、推、捻等手法的放松，无放即无捏、拿、推、捻的重复，没有放，也就没有前进
揉法	用双手拇指在相应的背俞穴或皮肤上进行适当的揉动，手法较轻柔。可以单独操作或在捏拿操作的同时，拇指、食指轻轻揉捏，形成合理微提的手法
按法	在揉的同时，拇指指腹对准一定俞穴，适当的加压，以刺激俞穴。按揉可相互结合，穿插进行

在捏脊法之外可单独使用的方法有推脊法和按脊法。推脊法是指用食指、中指从大椎自上而下直推，逆督脉而行，为泻法，能清热，多与清天河水、退六腑、推涌泉合用。按脊法实际是捏脊八法中按法的单独使用，加强了对背俞穴的压力，重在刺激脏腑，以使脏腑功能得到调节。

第三节
捏脊疗法基本操作规程

一、捏脊疗法常用体位

（一）患者的体位

捏脊时，患者的体位必须舒适，将脊背放平，全身放松，这样既能使医者便于操作，又能使患者坚持治疗而无痛苦感。成人捏脊时多采用屈肘俯卧位，偶用坐位。儿童根据年龄可以采取多种姿势，常用的有以下几种。

（1）俯卧位

具体做法	此姿势与成人相同。俯卧，对肘屈曲，两手交叉放于额下或颌下，下肢伸直。衣服解开纽扣或翻至头部，注意不要盖住面部，以免影响呼吸
适合年龄	此体位适合年龄在六七岁又能主动配合的小儿

（2）俯怀位

具体做法	家长坐椅子上或床上，小儿两脚踩地，面对家长，头和上肢俯在家长怀内，家长用两膝挟住小儿的下肢，两手固定小儿的上肢，解开纽扣或翻衣暴露背部
适合年龄	此体位适于五六岁的小儿

（3）俯膝位

具体做法	小儿站在家长侧面，上身伏在家长的双膝上，家长将小儿的上肢揽在怀内
适合年龄	此体位适用于三四岁的小儿

（4）横俯膝盖位

具体做法	家长坐在床上或椅子上，将小儿抱起横俯于自己的膝盖上，一手扶小儿的上肢，一手扶小儿的下肢
适合年龄	此体位适合于两三岁的小儿。年龄更小的婴幼儿也可采用此姿势

由于捏脊治疗时常与其他推拿按摩手法配合使用，因此患者的体位尚有仰卧位、侧卧位、坐位等，可根据具体情况决定，但应以患者舒适、施术部位放松以及适合医者操作为原则。

（二）医者体位

主要以方便操作为前提，一般取患者的正后方或侧后方。有时可用双膝夹住小儿的下肢或臀部，以防小儿乱动而影响操作。

二、捏脊疗法常用的介质

所谓介质，又称为递质，实际上是在捏脊时施用于体表的物质，如粉剂、油剂、水剂、膏剂等。推拿捏脊时应用介质有着悠久的历史，古代应用各种药物制成膏作为治疗时的介质，称为膏摩。应用介质不但可以加强手法的作用，提高疗效，还可以起到润滑和保护皮肤的作用。同时介质本身多为药物组成，通过手法的作用渗透皮肤，吸收后对疾病也有一定的治疗作用。因此，要根据病情选用介质。常用的介质如下。

（一）葱姜水

效用	性味辛温，有通阳解表、温中行气作用
适用病证	适用于风寒所致的感冒、头痛等症及寒凝气滞所致的脘腹疼痛等症

（二）酒精

效用	性味辛甘温，有散寒通络、开窍通滞作用，发热者可降温
适用病证	适用于寒症、瘀症及小儿高热降温等症

（三）薄荷水

效用	性味辛凉，有散风退热、解毒通表、清凉祛暑作用
适用病证	适用于治疗一切热症，尤其是夏天治疗时使用，可解外感风热邪毒

（四）鸡蛋清

效用	性味甘咸平，有补益脾胃、润泽肌肤、除烦退热、豁痰开窍、消肿止痛之效
适用病证	适用于牙肿齿痛、腮腺炎、小儿发热咳嗽及疳积等症

（五）茶叶水

效用	性味苦甘微寒，有醒神明目、清热止渴、消食利尿等作用
适用病证	适用于小儿发热

（六）凉水（井水为佳）

效用	性味甘凉，具有清热消暑作用
适用病证	适用于小儿发热不退

（七）麻油

效用	性味甘淡微温，有祛风清热，和血补虚、润燥健脾之效
适用病证	多用于小儿疳积、脾胃虚弱、肌肤无华等症

（八）滑石粉

效用	性味甘寒，具有清热除湿、防损止痒、润滑肌肤作用
适用病证	多用于夏季推拿及皮肤娇嫩的小儿

（九）红花油

效用	性味辛温，具有活血祛风、通络止痛之效
适用病证	多用于风寒湿痹

第四节
捏脊疗法的适应证和禁忌证

适应证	（1）消化系统：厌食、积滞、疳症、呕吐、溢乳、腹泻、腹痛、便秘、呃逆、流涎 （2）呼吸系统：感冒、咳嗽、肺炎、喘嗽、反复呼吸道感染、哮喘、乳蛾、鼻炎 （3）泌尿生殖系统：遗尿、尿频、发育迟缓 （4）神经系统：多发性抽动症、注意力缺陷多动症、孤独症 （5）其他：斜颈、湿疹、夜啼及预防保健等
禁忌证	（1）背部皮肤有烧伤、烫伤、开放性创伤以及血液病患者，手法能引起局部出血或感染加重 （2）有皮肤病及皮肤感染者，如湿疹、脓肿、牛皮癣、丹毒、蜂窝织炎等可使皮肤感染扩散 （3）有椎体肿瘤、结核、骨折以及严重的骨质疏松症者，手法可使癌肿转移、骨质破坏 （4）急腹症需手术者不宜捏脊治疗，否则可加重病情 （5）极度疲劳、饥饿或者饱餐后半小时内，严重心脏病、急性传染病患者禁用或慎用捏脊疗法 （6）精神不正常，不能和医生配合治疗者，不宜进行捏脊治疗

第五节 捏脊疗法的优点及注意事项

一、捏脊疗法的优点

捏脊疗法属于推拿按摩疗法，具有简、便、效、廉的特点，特别是小儿捏脊比药物、针灸治疗具有优越性。小儿生病以后由于病痛而哭闹不安，或者由于怕药苦、怕针痛而不予配合。捏脊则没有明显不适感，小儿乐于接受。其特点如下。

（1）不需要特殊的医疗设备，仅凭医者的双手，运用一定的手法技巧即可进行操作及治疗。

（2）安全方便，易于接受，只要手法得当，操作仔细，通常无不良反应。

（3）适用范围广，男女老幼、内外妇儿均可适用，尤以儿科为宜。

（4）容易推广，捏脊主要在背部实施，手法十分简单，稍学即会，很易掌握。

（5）效果显著，实践证明，捏脊对小儿积滞、疳症、腹泻、呕吐、咳喘以及遗尿等症有显著疗效，为药物所不可替代的。

（6）既可用于治疗疾病，又可用于保健，预防疾病，增强体质。

（7）价格低廉，一般家庭均能承受。

二、注意事项

（1）室内配置和环境。室内要配备必要的治疗床或椅、治疗巾以及枕垫等器具。另需备有治疗常用的“介质”，如药膏、药水、滑石粉等。环境要安静，以免分散医者和患者注意力。控制房间温度，不可过高，以防医者及患者出汗影响手法的实施；温度过低，容易使患者受凉感冒。

（2）医者治疗之前要注意自身卫生，洗手并修剪好指甲。不要戴戒指一类的装饰物，以免擦伤患者皮肤，特别是小儿皮肤娇嫩，更易受损。

（3）医者要注意审察病情，明确诊断，确定治疗方案，在治疗时要集中注意力，注意手法的力量及速度。如果是小儿，态度要和蔼、温柔，使其不产生畏惧感，防止哭闹。手法要由轻渐重，逐步适应，否则不易被接受，使治疗不能完成。

（4）捏脊的时间宜在早晨空腹时、餐后2小时或者入睡前进行，捏完后半小时再进食，防止影响疗效，小儿餐后捏脊易引起呕吐。

（5）治疗时要注意患者和医者的体位，既利于患者的舒适及放松，又要有利于手法的操作，使治疗能顺利完成又不产生过度疲劳。小儿注意不要靠近床栏及桌椅等有棱角处，防止发生撞伤。

（6）捏脊适合6个月至7岁的小儿。年龄过小的婴儿皮肤娇嫩，掌握不好力度容易造成皮肤破损；年龄过大的小儿背肌较厚不易提起，穴位点按不到位易影响效果。

（7）治疗期间要注意饮食，宜吃易于消化的食物，禁食过甜、过酸、油腻之物，以及芸豆、螃蟹等易致腹胀呕吐之食物。若是哺乳期的小儿，乳母亦不应食用上述食物。

（8）要按规定的疗程进行治疗，及时记录病情，观察疗效，加以总结。通常3～5天为一个疗程，每天可以捏一次或数次不等，根据病情需要决定。若治疗3～5个疗程后病情无明显改观，要及时调整治疗方案，防止贻误病情。

（9）小儿背部皮肤有破损、皮肤病等情况不宜进行捏脊。

第六节 异常情况的处理

（一）晕厥

原因	在捏脊过程中偶尔会出现晕厥现象，主要原因是患者精神紧张，体质虚弱，或过度疲劳，饥饱过度，或是患者皮肤过于敏感
处理	在治疗过程中如果出现头晕、恶心、面色苍白、肢冷汗出、心慌、气促，甚至晕厥时，要迅速将患者平卧，掐人中、十宣等穴，口服温糖水，一般可很快恢复

（二）破皮与出血

原因	小儿皮肤娇嫩，容易被抓破，成人皮肤如果捏拿过度也可以造成皮损或皮下出血，出现皮肤青紫、瘀点等现象
处理	如果皮肤被抓破，可局部消毒，外贴创可贴，愈后再继续治疗

（三）药物过敏

原因	有些患者对治疗中使用的介质过敏，治疗后脊背皮肤出现药疹，瘙痒较甚，应于治疗前询问患者有无药物过敏史，有过敏史者避免使用介质
处理	出现药疹者可局部外敷药膏

02

小儿推拿

常用手法…

第一节 常用的基本手法

小儿具有脏腑娇嫩、形气未充、肌肤柔弱等生理特点，推拿手法要求轻柔深透，平稳着实，适达病所，中病即止，不可竭力攻伐。

小儿推拿手法通常以推法、揉法为多，用摩法时间需长，掐法则需重、快、少，在掐法之后常继用揉法，按法及揉法常配合应用。

在临床应用中，小儿推拿手法经常和具体穴位结合在一起，如补肺经即旋推肺经穴，清肺经即直推肺经穴。掐、拿、捏等手法较强，刺激量较大，通常放在最后，以免刺激过强使小儿哭闹，影响后续操作。

（一）摩法

操作手法	医者以手掌面或食指、中指、无名指指腹附着于一定部位或者穴位上，以腕关节连同前臂做顺时针或逆时针方向环形移动摩按，称为摩法。分指摩法和掌摩法 （1）指摩法　用一手食指、中指、无名指指腹做环形运动。本法主要用于腹部及胸部，一般操作50～100次 （2）掌摩法　用掌面附着于一定部位，以腕关节为中心，连同前臂做节律性的旋转运动。多用于腹部及胸部，一般操作100～300次或每分钟120次左右
注意事项	在进行摩法操作时，摩动的范围可以固定在一个点，也可以逐步扩大至一个区域

（二）掐法

操作手法	用拇指指甲重刺穴位，称为掐法。操作时手握空拳，伸直拇指，以拇指指甲逐渐用力，垂直掐压穴位。治疗时，在施掐部位上先置一薄布，以免刺破皮肤；掐后要轻揉皮肤，以缓解不适感。一般掐3～5下
注意事项	注意掐法易刺破皮肤，故施术时可在按掐处铺一块洁净的薄布，掐后可配合做轻柔的按摩活动，以缓解疼痛

（三）指推法

操作手法	医者用手指、手掌等不同手势着力于患者一定部位，做推动的手法，称为推法，其中用指称指推法。由于所施部位、操作手法和治疗目的的不同，可分为直接法、旋推法以及分推法 （1）直推法　用食指、中指指腹或拇指桡侧或指腹在穴位上做直线推动，频率为每分钟200～300次。操作时宜轻柔和缓，平稳着实，不要用力按压穴位 （2）分推法　用两手拇指桡侧或指腹，自穴位向两旁做分向推动，或做“八”字形推动。频率为每分钟50～100次 （3）旋推法　患者取坐位或卧位，医者以单手或双手拇指指腹，吸定在一定部位或穴位上旋转推运，持续均匀着力。操作时沉肩、屈肘、悬腕，以臂带腕，自如旋转，推而不滞，轻而不浮，指不离穴，掌不离经，反复旋推，以患者局部有温热舒适感为度
注意事项	肩和上肢放松，着力部位要紧贴治疗部位。向下的压力要适中、均匀。压力过重，易造成皮肤折叠而破损。用力深沉平稳，呈直线移动，不可歪斜。推进的速度宜缓慢均匀，每分钟50次左右。临床应用时，常在施术部位涂抹少许介质，使皮肤有一定的润滑度，利于手法操作，避免破损

（四）拿法

操作手法	拿法是用拇指与食指、中指，或者拇指和四指相对用力，捏住治疗部位，并逐渐用力内收，把肌肤提起，做轻重交替而连续的提捏动作，状如提物。拇指与食指、中指，或拇指与四指用力要对称，由轻到重，逐步加大力量，做提捏动作
注意事项	操作时，腕关节要放松，动作要灵活而柔和，用指腹着力，不能用指端内抠

（五）揉法

操作手法	揉法是用手指或掌根着力于一定的穴位或部位上，做顺时针或逆时针方向的旋转揉动。用手指揉动的，叫“指揉法”；用手掌大鱼际或掌根揉动的，叫“掌揉法”
注意事项	注意揉法操作时，要将腕、臂放松，以腕关节与前臂一起做旋转活动。腕部活动的幅度可逐步扩大，下压时要轻柔。可在一处反复揉动，也可边按揉边移动。指揉时，以肘为支点，前臂带动手指做轻柔和缓的活动；掌揉时，用前臂带动腕部做轻柔和缓的活动

（六）擦法

操作手法	擦法是将手掌的大鱼际、掌根、掌面或小鱼际附着于肌肤，进行直线往返擦动。擦动时要注意伸直腕关节，着力部分要紧贴皮肤，稍用力下按，进行直线往返擦动，用力要均匀，动作要连续
注意事项	擦法操作时，用力要均匀，动作要连续。操作前手上可搽少许润滑油；操作时不要过度用力，以免损伤皮肤

（七）抹法

操作手法	抹法是用指或掌在一定穴位或部位上进行抹动，有指抹和掌抹两种。用指腹着力，在某一部位上抹动的，叫做“指抹”；用手掌着力，在一定部位上抹动的，叫做“掌抹”
注意事项	抹法操作时，应轻重适宜，轻而不浮，重而不滞

（八）捣法

操作手法	用中指指端，或屈曲的食指、中指的指间关节着力，有节奏地叩击穴位，称捣法。捣击时指端富有弹性，击后立即抬起，一般捣5～20次
注意事项	（1）叩击时指间关节要自然放松，以腕关节屈伸为主，用力要有弹性，不要用暴力 （2）医者要事先将指甲修剪圆钝，以免损伤患者肌肤

（九）运法

操作手法	用拇指或中指指端在一定穴位上，由此往彼做弧形或环形推动，称运法。要与推法相区别，此法比推法用力小而速度快。频率一般为每分钟80～120次
注意事项	操作时宜轻不宜重，宜缓不宜急，在体表旋绕摩擦推动，不带动深层肌肉组织，不可跳跃拍击

（十）捏法

操作手法	双手拇指指腹与食指桡侧偏峰，在脊椎表面及脊旁徐徐捻动，称为捏法。患者取俯卧位，医者双手拇指在前、食指在后，横于骶尾部龟尾处，同时着力将皮肉捏起，循脊椎或脊旁两侧徐徐捻动上移，边捏边拿，边提边放，直至大椎。再捻动3次可提1次，一般自龟尾至大椎往返3次。提或揪时有声作响。另法，拇指与食指或食指、中指指腹捏脊，食指在前、拇指在后，操作方法同上，作用基本相同。总之，在捏脊过程中应灵活用力，均匀着力，持续连贯操作
注意事项	在操作时，捏拿皮肤的量及力量都要适中，捏拿面积过大、力量过重，会影响操作的速度，小儿会感到疼痛；而如果捏拿面积过小、力量过轻，皮肤容易松脱开，而且刺激性小，影响疗效

（十一）搓法

操作手法	操作时以双手掌心挟住一定部位，相对交替用力做相反方向来回快速搓动，同时作上下往返移动
注意事项	（1）操作时两掌相对用力，前后交替摩动 （2）动作要协调、柔和、均匀，摩动快，由上向下移动缓慢，但是不要间断

（十二）弹拨法

操作手法	用拇指深按于治疗部位，做如弹拨琴弦样往返拨动，称为弹拨法 （1）拇指深按程度依病变组织而定，通常要深按至所需治疗的肌肉、肌腱或韧带组织，当出现酸胀、疼痛的指感后，再做与上述组织呈垂直方向的往返拨动。如果单手拇指指力不足，可用双手拇指重叠进行弹拨 （2）本法对深部组织刺激较强，因此在使用本法后局部应加以轻快的揉摩手法，以缓解疼痛反应

注意事项

在操作时应注意掌握“以痛有俞，无痛用力”的原则

先找患处最疼痛点→按住此点→转动患部肢体→找到痛点由痛变为不痛的“新体位”→施用弹拨法

第二节 常用的复式手法

（一）二龙戏珠法

操作手法	在前臂正面以指端交互向前按捏，如“戏珠”状而得名 手法要领：小儿取坐位，或者由家长抱坐怀中，医者坐其身旁。医者一手拿捏小儿食指、无名指指端，用另一手按捏小儿阴池、阳池两穴，并由此向上移动到曲池穴，如此操作5次左右。寒证重按阳穴，热证重按阴穴。或用一手拿捏阴、阳两穴5～6次，同时另一手拿捏小儿食指、无名指指端摇动20～40次
注意事项	本法操作时应注意两手的协调，使动作连贯、均匀，在按捏时注意手法力度不要太大，并可配合介质
临床应用	本法能调理阴阳、温和表里、通阳散寒、清热镇静，用于治疗寒热不和、四肢抽搐、惊厥等症

（二）凤凰展翅法

操作手法	本法是以形象命名。操作时一手拿小儿肘部，另一手握腕部上下摇动，状若凤凰展翅，因此得名 小儿取坐位，或由家长抱坐怀中，医者坐其身旁。医者先用双手握小儿腕部，两手拇指分别按捏阴池、阳池穴后，向外摆动腕关节24次；再用左手托小儿肘部，右手握住手部上下摆动腕关节24次；最后左手托住小儿肘部，右手握住腕部，并用拇指掐住虎口，来回屈曲腕关节24次
注意事项	用力要适当，避免牵拉过度而损伤小儿腕、指关节，摇20～50次
临床应用	本法能祛寒解表、和胃止呕，常用于治疗感冒引起的发热、腹胀、食欲减退、呃逆等症

（三）黄蜂入洞法

操作手法	本法是以形象命名。将食指、中指指端喻作黄蜂，以小儿两鼻孔喻作蜂巢，食指、中指指端紧贴在小儿两鼻孔下缘，一进一出揉动，似黄蜂飞入巢穴 医者用一手轻扶小儿头部，使小儿头部相对固定；另一手食指、中指着力，紧贴在小儿两鼻孔下缘，以腕关节为主动，带动小儿鼻孔下缘皮肤做反复、不间断地上下揉动。揉动50～100次
注意事项	本法操作要均匀、持续，用力要柔和、缓慢
临床应用	本法能发汗解表、宣肺通窍，用于治疗外感风寒、发热无汗及急慢性鼻炎、鼻塞流涕、呼吸不畅等症

（四）双凤展翅法

操作手法	本法是以形象命名。操作时用两手食指、中指夹小儿两耳向上提，若双凤展翅欲飞之状，因此得名 医者先用两手食指、中指夹小儿两耳，并向上提几次后，再用一手或者两手拇指端按掐眉心、太阳、听会、人中、承浆、颊车诸穴，每穴按掐各3～5次
注意事项	施术手法不要太重，以小儿能够忍受为度。本法操作有提、掐、捻、捏、按诸法，穴位又多，要求按次序进行。向上提3～5次，按掐各3～5次
临床应用	本法能祛风寒、散风热、镇咳化痰，用于治疗风寒感冒、风热感冒、咳嗽痰喘等症

（五）黄蜂出洞法

操作手法	本法是以形象命名。将双手拇指喻为黄蜂，医者“以左右两拇指以阴阳处起”，“一撮一上”至内关穴，最后用拇指指甲掐坎宫、离宫穴，因此得名 小儿取坐位，医者坐其身前，用一手拿小儿四指，使掌面向上，用另一手拇指指甲先掐内劳宫、总筋，再用两手拇指分手阴阳，然后用两手拇指从总筋穴处一撮一上捏至内关穴处，最后用拇指指甲掐坎宫、离宫穴
注意事项	注意掐内劳宫、总筋等时次数不要太多，掐后加揉，避免损伤小儿皮肤
临床应用	本法能发汗解表，用于治疗小儿外感、腠理不宣、发热无汗等症

（六）打马过天河法

操作手法	本法是在天河穴上用“打马”法施术而得名。打指弹击点打、拍打等手法。马其解有三：其一是从“中指午位属马”说；其二是指“二人上马穴”；其三是指操作时在天河穴上自下而上边打边向上行，因形似催马加鞭而得名 小儿取坐位或仰卧位，或由家长抱坐怀中，医者面对小儿取坐位，用一手捏住小儿四指，掌心向上，用另一手中指指腹运内劳宫后，再用食指、中指、无名指由总筋穴起沿天河水密密弹打至洪池穴，或者用食指、中指沿天河水弹击至肘弯处，边弹边轻轻吹凉气，自下而上弹击20～30遍。以指腹密密弹打天河水，用力应轻巧柔和，一般操作2～3遍
注意事项	用力应轻巧柔和
临床应用	本法能清热通络、行气活血，用于治疗高热烦躁、神昏谵语、上肢麻木、惊风、抽搐等实热证

（七）苍龙摆尾法

操作手法	本法是以形象命名。将小儿手臂喻为龙，手指则为龙尾。操作时，医者一手拿住小儿肘部，另一手拿小儿三指摇动，如摆尾状，因此得名 小儿取仰卧位，医者坐其身前旁，用一手捏住小儿食指、中指、无名指，手心向上，另一手自小儿总筋穴沿天河水至斗肘穴来回搓揉几遍后，左手拿住斗肘穴，右手握住小儿三指左右摇动，手心向下，如摆尾状。一般搓揉5～10次，摇动20～30次
注意事项	若搓揉次数较多，可配合使用滑石粉等润滑介质，避免擦伤小儿皮肤
临床应用	本法能开胸顺气、退热通便，用于治疗胸闷发热、躁动不安、大便秘结等症

（八）水底捞月法

操作手法	水底是指水底穴，“在小指旁，从指尖到乾宫外边皆是”；明月是指掌心内劳宫穴。本法操作时，医者拇指“入内劳轻轻拂起，如捞明月之状”，因此得名 小儿取坐位或仰卧位，医者坐其身前，用一手捏住小儿四指，将掌面向上，用冷水滴入小儿掌心内劳宫穴处，用另一手食指、中指固定小儿的拇指，以拇指螺纹面着力，紧贴小儿掌心做旋推法，或者由小指根处推起，经掌小横纹、水底穴、小天心、坎宫推至内劳宫，再用力揉运掌心10余次，再抬手，同时，边推运边用口对着掌心吹凉气

注意事项	推运与吹凉气应同时进行，操作时用力应均匀有节律，反复操作3～5分钟
临床应用	本法大凉，有清心、退热、泻火之功，用于治疗一切高热神昏、热入营血、烦躁不安、便秘等实热证

（九）揉耳摇头法

操作手法	本法的命名是把操作手法与治疗部位有机结合，并叙述其操作步骤，医者先捻揉小儿耳垂，再摇动小儿头颈，以开窍通关 医者先开天门，次分推太阴、太阳穴，然后掐天庭、眉心、山根、延年、准头、人中以及承浆各穴。最后用双手拇指、食指分别揉捏小儿耳垂；再用两手捧住其头部轻轻摇动。揉捏小儿耳垂20～30次，摇动20～30次
注意事项	操作时应按照顺序次第进行，掐后加揉，摇动小儿头颈部时用力应轻巧，切忌使用暴力，以免导致小儿颈部肌肉或者小关节损伤
临床应用	本法主要用于头部，能开窍通关、镇惊安神、调和气血，用于治疗小儿高热惊厥等症

（十）丹凤摇尾法

操作手法	因中指属心，色赤，操作时以一手掐小儿心经（即中指端），摇动中指，状若丹凤摇尾，因此得名 医者用左手拇指、食指掐按小儿的内劳宫、外劳宫数次，右手拇指先掐中指端数次，以手心微出汗为佳，同时摇动中指。掐按内劳宫、外劳宫5～10次，掐中指端15～30次
注意事项	施术中摇指幅度不可过大，避免损伤掌指关节
临床应用	本法能开窍镇惊，用于治疗热盛攻心、风火相煽以及惊风抽搐等症

（十一）老汉扳罾法

操作手法	本法是根据操作时的形象命名的。罾是一种用木棍或竹竿做支架的渔网，本法操作时一手拇指掐小儿拇指根部，另一手“掐脾经摇之”，如同渔翁扳动渔网之状，因此得名 医者用左手拇指掐住小儿左手拇指根部，用右手拇指掐小儿脾经穴，同时摇动拇指数次。掐揉50～100次，摇动20～40次

注意事项	操作时手法应协调，掐摇结合，力度适中，可掐后加揉
临床应用	本法能健脾消食，用于治疗食积痞块、脘腹胀满、食少纳呆、疳积体瘦等症

（十二）猿猴摘果法

操作手法	本法是根据操作时的形象命名的，医者“以我两手大食二指”上提小儿两耳尖若干次，“又扯两耳坠”若干次，如“猿猴摘果”之状，因此得名。 医者用食指、中指分别捏住小儿两耳尖，中指在前、食指在后向上提拉，再用拇指、食指指面捏住小儿耳垂，向下扯动
注意事项	拉扯动作均应柔和轻巧，向上提拉10～20次，向下扯动10～20次
临床应用	本法适用于耳部，具有健脾理气、消食化痰以及调整阴阳等功效，用于治疗寒热往来、疟疾、痰痞、食积痞闷、惊悸怔忡等症

（十三）凤凰单展翅法

操作手法	本法是根据操作时的形象命名的。操作时医者用右手单拿小儿中指，左手按掐小儿斗肘穴，“捏摇如数”，因“似凤凰单展翅之状”，因此得名 医者用拇指先按小儿内劳宫、外劳宫，再用左手拇指分别按揉一窝风及总筋，同时右手握持小儿手部摇动手腕。按内劳宫、外劳宫50～100次，按揉一窝风及总筋各50～100次，摇动手腕20～30次
注意事项	施术时动作宜快，稍用力，力度由轻至重，动作要连贯，防止用暴力
临床应用	本法能行气消胀、益气补虚，用于治疗气虚发热、肺虚喘咳、胸闷气短等症

（十四）取天河水法

操作手法	本法施术时，自“天河水”取水，推运至掌心内劳宫穴，能够“取凉退热”，因此得名 医者用拇指或食指、中指指腹蘸凉水自小儿洪池穴沿天河水穴自上而下推至内劳宫穴，同时配合向手法操作方向轻轻吹气

注意事项	操作时，吹气与手法推动的动作要协调，通常操作100～300次
临床应用	本法性寒凉，有清热功效，能治疗一切热证

（十五）引水上天河法

操作手法	本法是依据操作时的形象结合穴位而命名的。医者将凉水滴于腕横纹上，操作时从此处“引水”，配合拍打及吹气动作，从而将水自下而上引入“天河”，因此得名 小儿取坐位或仰卧位，医者坐其身前侧。用一手捏住小儿四指，将小儿前臂掌侧向上，将凉水滴于腕横纹上，用另一手食指、中指从腕横纹中间起，拍打至洪池穴止，一面拍打一面吹凉气
注意事项	本法操作须边吹气边拍打，吹拍结合，单向施术，凉水滴在小儿腕横纹中点处，吹气与拍打中，天河水穴均要沾湿。每次施术操作100～300次
临床应用	本法能清火退热、镇惊安神，用于治疗一切热病发热，如咽喉肿痛、高热神昏、痰扰神明、昏厥抽搐等症

（十六）飞经走气法

操作手法	本法施术时在前臂诸经之间弹击如飞，然后拿住阴池、阳池二穴，将小儿右手四指一伸一屈，“传送其气，徐徐过关”，因此得名 医者用右手拿住小儿左手四指，用左手四指由曲池弹击至总筋处数次，再拿小儿腕阴池、阳池二穴，右手将小儿左手四指一伸一屈，连续操作
注意事项	操作时用力轻巧，弹击至前臂微微泛红，动作协调连贯，连续操作20次左右
临床应用	本法能清肺利咽、化痰定喘，用于治疗失音、咽痛、咳喘以及外感风寒等症

（十七）飞金走气法

操作手法	本法是根据其操作的功用而命名。无名指为肺金穴所在，“金者，能生水也”，用此指蘸凉水置内劳宫，引劳宫水上天河去，并“以口吹气”，“如气走也”，“走气者，气行动也”因此得名 先用凉水滴在小儿内劳宫处，然后医者用中指做直推手法，蘸水沿前臂掌面正中天河水一线向上推动，同时医者口中吹气，跟水上行，向前推3次，向后推1次

注意事项	本法操作须边吹边推，推动时自内劳宫向肘横纹推动3次，反方向推1次，动作协调连贯，连续操作20次左右
临床应用	本法能清肺利咽、化痰定喘，用于治疗失音、咽痛、咳喘以及外感风寒等症

（十八）天门入虎口法

操作手法	本法将手法与操作部位及穴位有机结合起来命名。一说天门位于“拇指尖侧”，而“拇指食指中间软肉处”为虎口，故操作时，从拇指天门穴推入虎口穴，叫做“天门入虎口” 医者用拇指从小儿食指端沿食指桡侧缘经大肠推至虎口数次，再掐按虎口。或由医者用拇指指腹偏桡侧自小儿拇指尺侧缘推至虎口后再做掐按
注意事项	本法操作时应配合一定的介质，如滑石粉、葱姜汤等，避免擦伤小儿皮肤，掐按虎口时用力应柔和，掐后加揉，切勿损伤小儿皮肤。推30～50次，掐10次左右
临床应用	本法具有健脾理气、消食除痞作用，用于治疗脾胃虚弱、腹胀腹痛、腹泻食积、食少纳呆、面黄肌瘦等症

（十九）按弦走搓摩法

操作手法	本法将手法和操作部位有机结合起来命名，并用生动的语言描述其操作过程。“弦者，勒肘骨也”，将肋骨喻之为弦，操作时“以我两手对小儿两肋上”，自上而下，“搓摩至腹角下”，因此得名 把小儿抱于怀中，将两上肢交叉搭在肩上，也可自然放于体侧，医者在小儿身前，用双掌自小儿腋下沿两肋向下搓摩至肚角处，如此反复施术数次
注意事项	操作时双手动作应协调，右手用力稍轻于左侧，避免损伤肝脏，应自上而下单向操作。每次搓摩50～100次
临床应用	本法作用于两胁至肚角，具有理气化痰、健脾消积作用，用于治疗胸胁不畅、咳嗽气喘、痰涎壅盛、食积以及食滞等症

（二十）摇斗肘法

操作手法	本法是以手法加穴位联合命名的。操作时，医者一手拿小儿斗肘处，一手拇指、食指叉入其虎口，按定天门穴，同时上下摇动，如此把手法与穴位结合在一起，取名为摇斗肘法 医者用左手拇指、食指托住小儿肘部，再用右手拇指、食指叉入虎口，同时用中指按定天门穴，然后屈小儿手，上下摇之

注意事项	按摇结合，动作均匀、和缓、协调，操作20～30次
临床应用	本法具有顺气通经之功效，主治痞证

（二十一）斗肘走气法

操作手法	本法是结合穴位与功用命名的。医者“一手托儿斗肘运转”，“一手提儿手摇动”，具有健脾行气之功效，由于“走气者，行气动也”，而得此名小儿取坐位，医者坐其身前，用一手拿住小儿手摇动，另一手托拿住小儿斗肘，两手协同，运摇肘关节
注意事项	操作时用力应轻巧柔和，双手协调运动而有节律。摇20～30次
临床应用	本法能行气消滞，用于治疗痞证

（二十二）孤雁游飞法

操作手法	本法是根据操作时的形象命名的。根据施术时拇指在脾经、胃、三关、六腑、内劳宫等穴往返操作的动作，把医者拇指喻为一只离群的“孤雁”，仿佛在寻找同伴，彷徨无依，到处“游飞”，因此得名 医者用拇指指端自小儿脾经推起，沿手掌外缘、前臂桡侧至肘部，再沿前臂尺侧，经内劳宫返回脾经，在胃、三关、六腑、劳宫等穴操作，如此反复数次
注意事项	在上述穴位上操作时动作应连贯，周而复始，操作20～30次
临床应用	本法能健脾益气、清化湿热，用于治疗脾虚不运、水湿泛滥、黄胖虚肿、腹胀腹痛等症

（二十三）乌龙摆尾法

操作手法	本法是以手法操作的形象和操作部位的五行归属而命名。小指属肾水，色黑，喻之为乌龙之尾。操作时医者用手捏持小儿小指，“五指攒住斗肘，将小指摇动，如摆尾之状”，因此得名 小儿取仰卧位或坐位，医者坐其身前，用一手拿住小儿斗肘穴处，另一手拇指、食指拿住小儿小指摇动

注意事项	操作时用力应轻巧柔和，避免损伤小儿指关节。摇动20～30次
临床应用	本法具有开闭结、通二便功能，用于治疗二便不爽

（二十四）赤凤摇头法

操作手法	本法是以手法操作的形象及操作部位的五行归属命名的。操作时，“以我左手拇食二指，掐按小儿曲池内”，“以我右手仰拿小儿食无名四指摇之”，“似凤凰摇头之状”。因中指属心，色赤，因此得名。 医者用左手掌心向上，以拇指、食指拿住小儿的斗肘穴，右手拿小儿中指，掌心向下。上下摇动数次，状若赤凤摇头
注意事项	操作时两手用力宜协调，摇中指宜和缓稳定，用力宜轻，操作20～30次
临床应用	本法能通窍健脾、理气定喘，用于治疗胸胁胀满、寒热往来、喘息气短以及腹胀、腹痛等症

（二十五）凤凰鼓翅法

操作手法	本法是以操作时的形象命名。医者左手拇指掐小儿精宁穴，右手拇指掐威灵穴，两手食指、中指分别夹住小儿腕部上下摇动，如凤凰拍打翅膀之状，因此得名 小儿取坐位或仰卧位，医者坐其身前，用双手拇指甲分别掐按小儿手背部精宁、威灵二穴，两手食指、中指相对夹住小儿腕部上下摇动，状若凤凰拍打翅膀
注意事项	本法属强刺激手法，临床可根据小儿病情，辨证施术，用力要适当，掐后加揉，以缓和疼痛，每穴掐5～10次，摇动小儿手腕20次左右
临床应用	本法能开窍豁痰、醒神止惊以及除湿消肿，用于治疗风火相煽、痰蒙清窍、神昏惊搐、喉间痰鸣、湿困脾土、肌肤黄肿等症

（二十六）双龙摆尾法

操作手法	本法是以操作时的动作形象而命名的。医者用一手托扶小儿斗肘穴处，另一手拿住小儿一手之食指与小指“扯摇如数”，因将小儿食指与小指喻为二龙，摆动时“似双龙摆尾之状”，因此得名 小儿取仰卧位或坐位，医者坐其身前，用一手托扶小儿斗肘穴处，另一手拿住小儿左手之食指与小指，向下扯拉，并同时摇动患儿肘关节，似双龙摆尾之状
注意事项	施术时用力应柔和，防止损伤小儿手指关节。扯摇5～10次
临床应用	本法能行气、开通闭结，用于治疗气滞、大小便闭结等症

（二十七）老虎吞食法

操作手法	本法是以操作时的形象命名的。仆参穴为急救用穴，功能开窍醒神，古时医者操作时“将口咬之，则回生”，因此名日“老虎吞食” 家长环抱小儿，医者坐或者蹲小儿足旁，将干净丝绢盖在该足跟部，即昆仑穴与仆参穴上，用拇指、食指相对掐此二穴，以苏醒为度
注意事项	用拇指、食指相对掐此二穴时，用力适当，以小儿苏醒为度，掐醒后，可用指腹揉之，以减轻不适感
临床应用	本法能开窍醒神、镇惊定志，用于治疗急惊风、癫痫发作以及高热惊厥等症

（二十八）揉脐及龟尾并擦七节骨法

操作手法	本法是一组穴位小处方，将脐、龟尾及七节骨三穴与相应的手法组合起来依次操作，因此得名 小儿取仰卧位，医者坐其身旁，用一手手掌或食指、中指、无名指指腹着力揉脐；另一手用中指指腹揉龟尾穴；再令小儿呈俯卧位用拇指螺纹面或食指、中指指腹自龟尾穴向上沿七节骨推至命门穴为补，自命门穴向下沿七节骨推至龟尾穴为泻
注意事项	操作时应注意先后次序，在沿七节骨做上下推擦时可配合使用介质，以免损伤小儿皮肤。操作100～300次

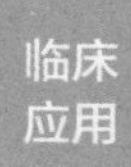

本法能通调任督二脉之经气、调理肠腑、止泻导滞，用于治疗泄泻、痢疾、便秘等症。本法的补泻主要决定于推擦七节骨的方向，推上七节骨为补，能温阳止泻；推下七节骨为泻，能泄热通便

（二十九）开璇玑法

操作手法

本法以操作部位与其功效相结合而命名。“璇玑者，胸中、膻中、气海穴是也。”“开”即开通闭塞之意，喻本法能宣通气机，治疗“痰闭胸闷，咳喘气促”。另外，“开”也是分推法的形象比喻

医者先用两手拇指从小儿璇玑穴沿肋骨向两侧分推，并自上而下分推至季肋；再从胸骨下端之鸠尾穴处向下直推至脐部；再用三指摩或四指摩法以脐为中心沿顺时针或逆时针方向，推摩小儿腹部；再由脐部向下直推至小腹部；最后令小儿俯卧，推上七节骨

注意事项

本法包括了分推璇玑、膻中，直推中脘，摩脐、腹，直推小腹，推上七节骨等操作法，并依次有序操作。在操作时，要避风寒，室内温度适宜；医者在操作前要搓热双手。上述各法操作50～100次

临床应用

本法具有宣通气机、消食化痰之功效，用于治疗痰闭胸闷、咳喘气促、食积、腹胀、腹痛、呕吐、泄泻、外感发热以及神昏惊搐等症

（三十）按肩井法

操作手法

本法是依据手法及操作部位的名称而命名。医者用一手食指或中指指腹着力，先掐，然后按揉小儿肩井穴，因此得名

小儿取坐位，医者坐其身前，用一手食指或中指指腹着力，先掐、后按揉小儿肩井穴；用另一手拇指、食指、中指拿捏住小儿食指和无名指或中指，令其掌面向下，然后以肘关节为中心摇动其前臂

注意事项

手法宜轻柔缓和，以小儿能够耐受为度，通常在诸手法用毕后以此手法结束，具有关门之意，与分手阴阳遥相呼应。按、掐、揉各5～10次，摇动20～30次

临床应用

本法具有通行一身之气血、提神功效，用于治疗久病体虚、内伤外感等。推拿操作结束之前用本法收尾，所以本法又有总收法之称；也可在最后仅用双手拿揉双肩井穴代之

03

捏捏脊背

百病消…

第一节 呼吸系统疾病

一、感冒

感冒，也叫急性上呼吸道感染，为小儿最常见的疾病，主要侵犯鼻、鼻咽和咽部，所以常用“急性鼻咽炎”（感冒）、“急性咽炎”、“急性扁桃体炎”等名词，也可统称为上呼吸道感染，简称“上感”。鼻咽感染常出现并发症，涉及邻近器官如喉、气管、肺、口腔、鼻窦、中耳、眼以及颈淋巴结等。有时鼻咽部原发病的症状已好转或者消失，而其并发症可迁延或加重，所以必须对上呼吸道感染及其并发症的临床特点做全面的观察及分析，以便早期诊断，早期治疗，提高疗效，切不可认为是日常小病而轻率对待。

临床表现

本病主要有发热、怕冷、鼻塞、流涕、喷嚏、头痛、咳嗽、全身酸痛等症状。感冒伴有兼夹证者，可见咳嗽加剧，喉间痰鸣；脘腹胀满，口中异味，不思饮食，大便不调；烦躁不宁，惊惕抽风等表现。

捏脊疗法

穴位选取 风池、外劳宫、合谷、威灵、精宁、四横纹、小天心、八卦、肺经、六腑、天河水、三关、攒竹、坎宫、太阳、迎香、天突、大椎、风门、肺俞、肩井、龟尾（图3-1）。

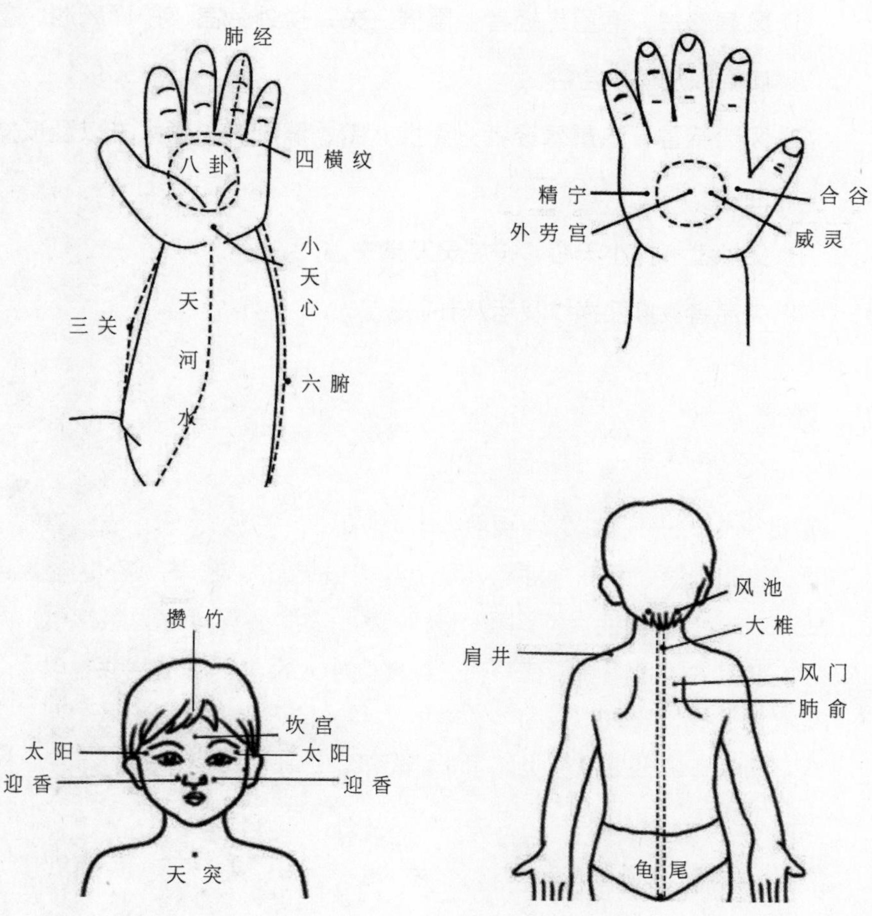

图3-1 穴位选取

操作手法

（1）常规手法捏脊3～5遍，由龟尾捏向大椎穴，重提按风门、肺俞，配合推脊从大椎推向龟尾。

（2）推天河水、清肺经、按天突以及推攒竹。

（3）配穴：开天门、运太阳、分推坎宫以及揉迎香。

（4）加减

① 风寒感冒，寒重热轻者：重推三关、揉外劳宫、按揉风池、拿肩井以及揉按合谷。

② 风热感冒，热重寒轻者：重推六腑、清肺经、揉大椎以及按揉曲池。

③ 夹惊者：捣小天心、按威灵及精宁。

④ 夹滞者：推四横纹及运八卦。

二、咳嗽

咳嗽是人体的一种防御性反射，可以防止异物吸入，防止支气管分泌物的积聚，清除分泌物，避免呼吸道继发感染。任何病因导致呼吸道急、慢性炎症均可引起咳嗽。根据病程可分为急性咳嗽、亚急性咳嗽以及慢性咳嗽。咳嗽为小儿常见的肺系病症，以咳嗽为主症。咳以声音为名，嗽以痰名，有声有痰谓之咳嗽。西医学的气管炎、支气管炎属于本病范畴。

临床表现

本病一年四季都可发生，冬春季多见。任何年龄小儿皆可发病，以婴幼儿多见。小儿咳嗽也有外感和内伤之分，临床外感咳嗽多于内伤咳嗽。多数预后良好，部分可致反复发作，日久不愈。

捏脊疗法

穴位选取 大椎、风门、肩井、肺俞、脾俞、肾俞、龟尾、攒竹、天突、肺经、天河水（图3-2）。

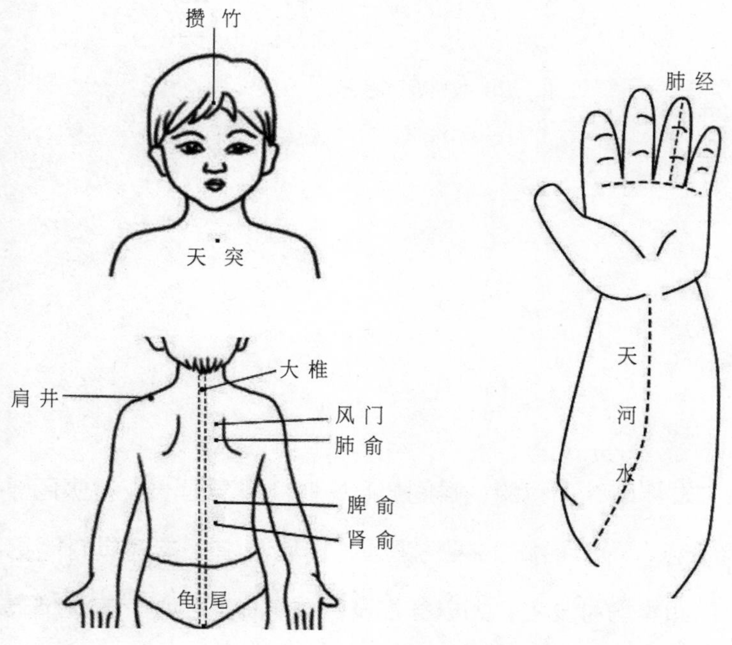

图3-2 穴位选取

操作手法

（1）常规手法捏脊3～5遍，由龟尾捏向大椎穴，重提按肺俞、风门、大椎穴，配合推脊从大椎推向龟尾。

（2）加减：内伤咳嗽，按揉脾俞、肺俞和肾俞穴3～5分钟；外感咳嗽，清肺经、按天突、清天河水。

三、哮喘

哮喘是小儿常见的肺部疾患，表现为反复发作性咳嗽、喘鸣和呼吸困难，并伴有气道高反应性的可逆性及梗阻性症状。哮喘是一种严重危害儿童身体健康的常见慢性呼吸道疾病，其发病率高，常表现为反复发作的慢性病程，严重影响儿童的学习、生活以及活动，影响儿童的生长发育。不少哮喘患儿由于治疗不及时或者治疗不当最终发展为成人哮喘而迁延不愈，肺功能受损，部分患儿甚至完全丧失体力活动能力。严重哮喘发作如果未得到及时有效治疗，可以致命。

临床表现

哮喘发作时喘促气急、喉间痰吼哮鸣、呼气延长、呼吸困难，严重者不能平卧、张口抬肩、摇身撷肚、口唇发绀。本病具有明显的遗传性，一年四季均可发生，尤以冬春及气候骤变时多见，常见清晨和夜间发作。可有婴儿期湿疹、过敏性鼻炎病史，以及家族哮喘史；有反复发作病史。发作前多与某些诱发因素有关，比如气候骤变、感受外邪以及接触或进食过敏物质等。

捏脊疗法

● 穴位选取 大椎、风门、肩井、肺俞、脾俞、肾俞、龟尾、肺经、脾经、三关、八卦（图3-3）

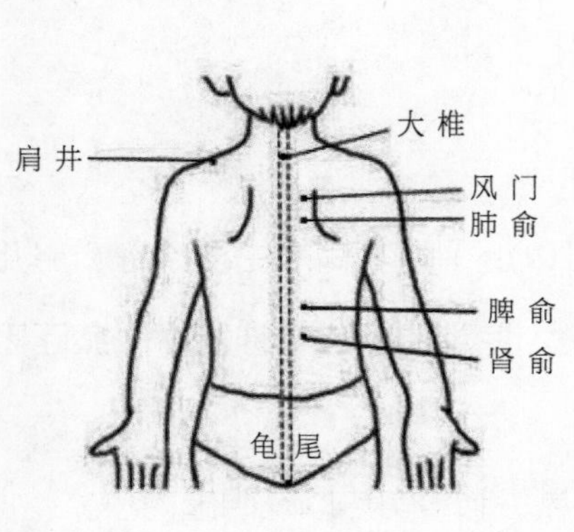

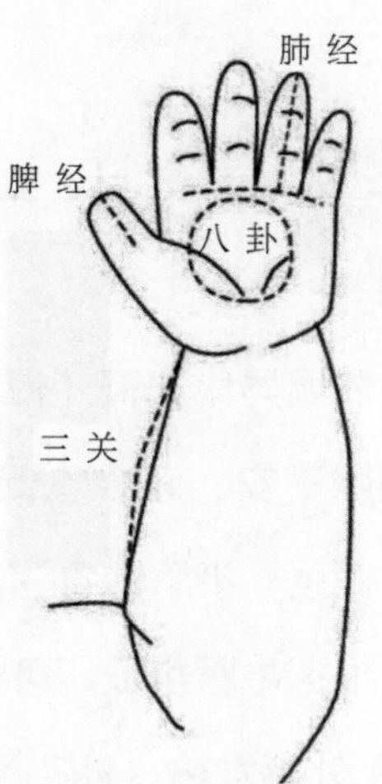

图3-3 穴位选取

● 操作手法

（1）**发作期** 常规手法捏脊，重点提捏肺俞、脾俞以及肾俞穴，平肝清肺、运八卦。

（2）**缓解期** 常规手法捏脊，重点提捏肺俞、脾俞以及肾俞穴，捏完一遍后，对上述3个背俞穴按顺时针方向按揉1～2分钟。配合推拿手法，加补脾经、补肺经、推三关、分推肩胛骨等。

四、发热

正常小儿的口腔、肛门温度不超过37.5℃，腋下温度不超过37℃。若高于这个温度，就是发热了。

小儿，特别是新生儿，由于体温调节功能差，对天气闷热、门窗紧闭、衣被过多、水分供给不足等的反应很敏感，直接表现就是发热及出汗。此外，小儿的免疫功能低，易感染病原体而发热。

临床表现

体温异常升高（肛温达37.5℃以上）为本病的主要特征。患儿可出现烦躁不安、呼吸急促、鼻翼扇动、惊跳抽搐或精神萎靡、疲乏无力、神昏谵语、不思饮食等。

根据中医辨证，可分为外感发热、肺胃实热以及阴虚内热。

（1）**外感发热**　外感风寒者，可有头痛无汗、发热恶寒、鼻塞、鼻流清涕、口不渴、咳嗽、痰清稀、苔薄白、脉浮、指纹鲜红。外感风热者，可有发热、微汗出、鼻塞、鼻流浊涕、头痛、咳嗽、痰黄稠、咽痛口干，脉浮数、舌质红、苔薄黄、指纹红紫色。

（2）**肺胃实热**　发热较高，面赤唇红，口渴引饮，鼻干燥，气息喘急，不思饮食，大便秘结，小便短赤，苔黄燥、舌质红，脉数而实，指纹深紫。

（3）**阴虚内热**　以午后潮热或低热为主，形瘦体弱，自汗盗汗，口唇干燥，五心烦热，食欲减退，舌红苔剥，脉细数，指纹淡紫。

捏脊疗法

穴位选取 大椎（图3-4）。

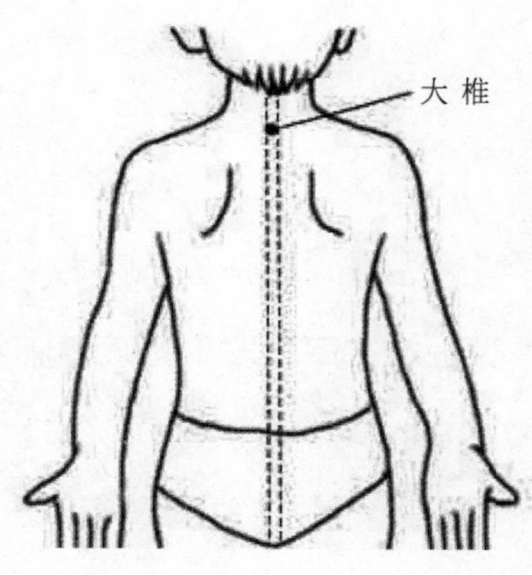

图3-4 穴位选取

操作手法

（1）**捏脊** 捏脊3遍，当按捏到颈后的大椎穴处时，稍用力向上提3次，然后配合按、擦大椎穴，推颈后部。

（2）**按大椎** 一手拇指放在颈后的大椎穴处，以指端点按，一按一松，连按21次。

（3）**擦大椎** 一手拇指放在颈后的大椎穴处，以指腹推擦1分钟。

（4）**推颈后** 一手轻按小儿头部，使其头略向前低；以另一手拇指指腹推颈后，自颈后枕骨部向下推至第7颈椎处为止，连推3分钟。

五、肺炎喘咳

肺炎喘咳为婴幼儿最常见的病症，古人说“诸喘皆为恶证”，尤其是小儿体质柔弱,更易恶化猝变，因此说肺炎喘咳是对小儿生命健康威胁较大的急重病症之一。

临床表现

肺炎喘咳以发热、咳嗽、喉间痰鸣、气喘为主要症状，重者可见张口抬肩、面色苍白、呼吸困难、口唇发绀等症，肺部可闻及中、细湿啰音。相当于西医学的小儿肺炎。

捏脊疗法

● **穴位选取** 大椎、风门、肩井、肺俞、大肠俞、龟尾、肝经、肺经、天门、天突、膻中（图3-5）。

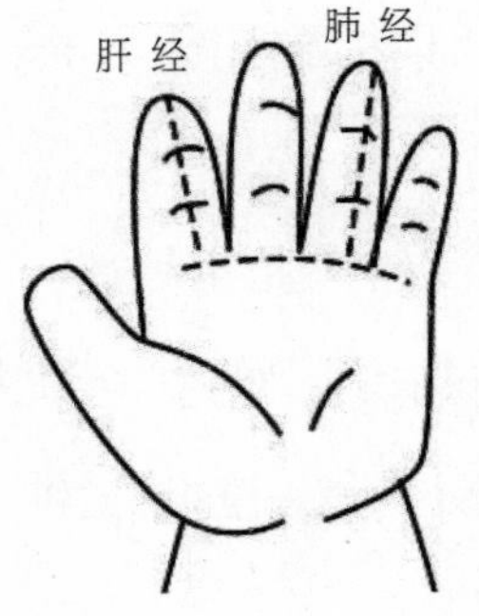

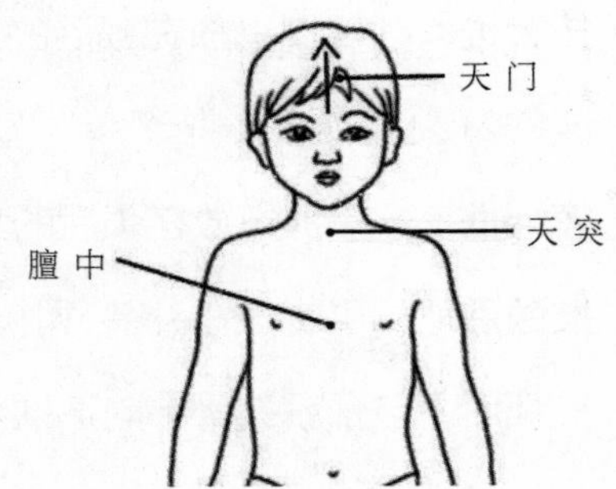

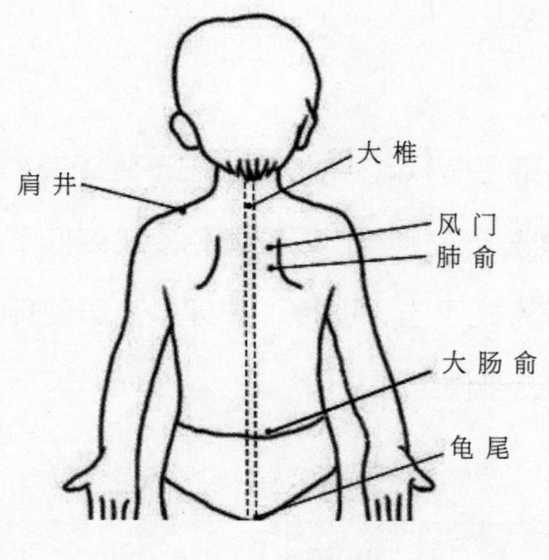

图3-5 穴位选取

操作手法

（1）常规手法捏脊3～5遍，由龟尾捏向大椎穴，重提按肺俞、大椎以及大肠俞，配合推脊从大椎推向龟尾。

（2）平肝清肺。

（3）按天突、膻中穴。

（4）推天门。

（5）拿肺俞、风门。

六、反复呼吸道感染

反复呼吸道感染指的是3岁以下的婴幼儿1年反复呼吸道感染达7次以上或下呼吸道感染3次以上。患儿属于体弱儿的范围，为儿童保健工作者进行管理的对象。

临床表现

反复呼吸道感染是指1年以内发生上、下呼吸道感染的次数频繁，超出正常范围。多为先天性因素，或机体免疫功能低下，或微量元素和维生素缺乏，或喂养方式不当，遗传、护理以及居住环境等多种因素综合作用的结果。其判断条件见表3-1。

表3-1 反复呼吸道感染判断条件表

年龄／岁	反复上呼吸道感染／（次／年）	反复下呼吸道感染／（次／年）	
		反复气管支气管炎	反复肺炎
0～2	7	3	2
2^+	6	2	2
5^+	5	2	2

注：1. 两次感染间隔时间至少7天以上。

2. 若上呼吸道感染次数不够，可以将上、下呼吸道感染次数相加，反之则不能。若反复感染以下呼吸道为主，则应定义为反复下呼吸道感染。

3. 确定次数须连续观察1年。

4. 反复肺炎指1年内反复患肺炎≥2次，肺炎须由肺部体征和影像学证实，两次肺炎诊断期间肺炎体征和影像学改变应完全消失。

捏脊疗法

穴位选取 大椎、风门、肩井、肺俞、脾俞、肾俞、龟尾、二马、脾经、三关、足三里（图3-6）

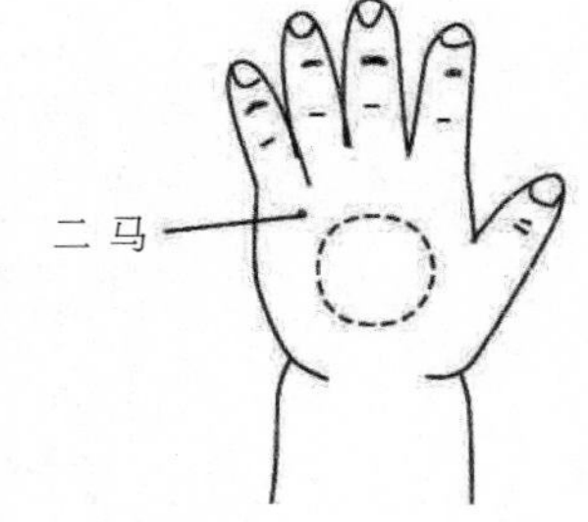

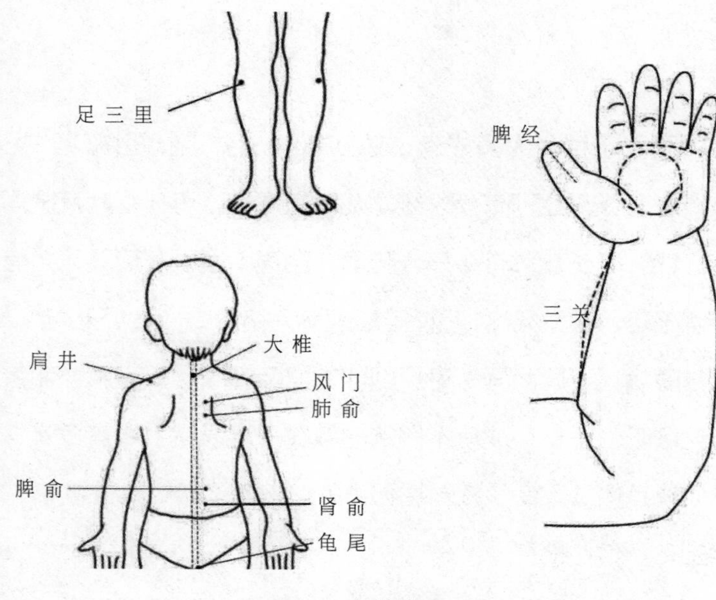

图3-6 穴位选取

操作手法

（1）捏脊：常规手法捏脊基础上，重按肺俞、脾俞以及肾俞穴。

（2）摩腹。

（3）补脾经、推三关、揉二马。

（4）揉足三里。

七、急性支气管炎

急性支气管炎是支气管黏膜的炎症，气管常同时受累，实应叫做急性气管-支气管炎，大多继发于上呼吸道感染后，或者为麻疹、百日咳、伤寒及其他急性传染病的一种临床表现。如病变涉及毛细支气管，其病理和症状与肺炎相仿。

临床表现

（1）起病可急可缓，大多先有上感症状，主要症状是咳嗽。初起为干咳，2～3天后逐渐有痰。婴幼儿常有发热，可伴呕吐及腹泻等消化道症状，年长儿可有头痛、胸痛、全身不适以及疲乏无力等症状，热型不定，常为低热，重者可高达38～39℃，2～4日退热。

（2）体征随病程不同而异，可见咽部充血及呼吸增快，肺部叩诊正常，听诊呼吸音粗糙，或有不固定的散在干湿啰音，啰音多变，常在咳嗽后或者体位改变后减弱甚至消失。一般无气促、发绀。

（3）实验室及其他检查

① 血象：由病毒所致者，周围血白细胞总数正常或低；由细菌所致者或者合并细菌感染时，白细胞总数和中性粒细胞均升高。

② X线检查：胸片显示正常，或者有肺纹理增强，肺门阴影加深。

捏脊疗法

方法一

● 穴位选取 脾经、肺经、八卦、璇玑、肺俞、足三里、龟尾、大椎（图3-7）。

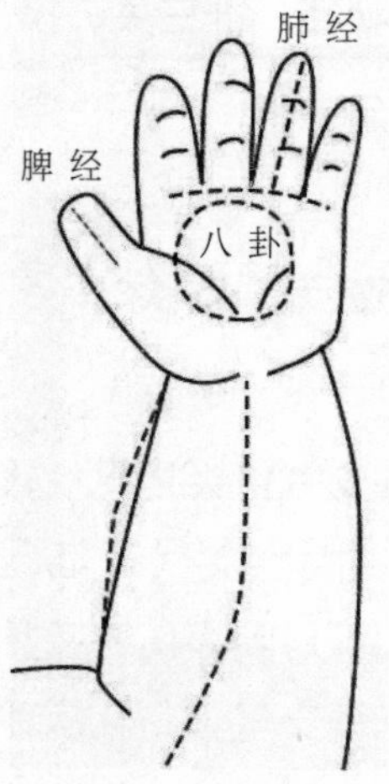

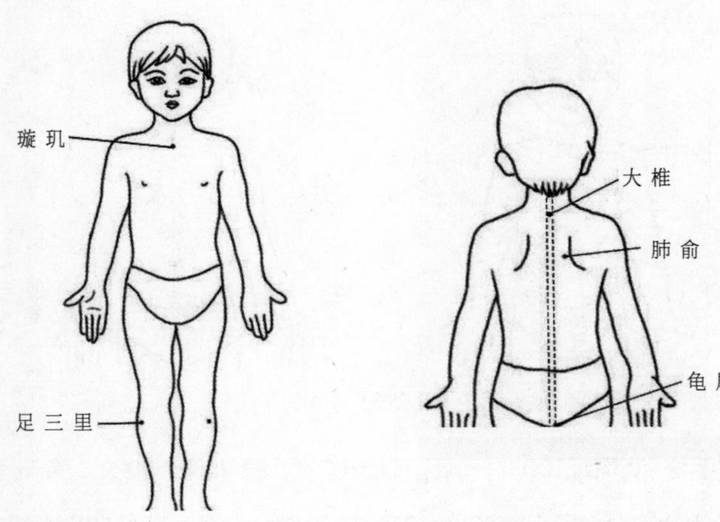

图3-7 穴位选取

操作手法 补脾经300次、补肺经300次；运八卦50次；开璇玑30次；揉肺俞、揉足三里各50次；常规手法捏脊，由龟尾穴捏至大椎穴，捏拿10遍，手法轻柔和缓。

操作间隔 每日或者隔日治疗1次，7天为一个疗程。

主治 内伤咳嗽。

方法二

穴位选取 胃经、大肠经、小天心、天河水、六腑、天突、璇玑、龟尾、大椎（图3-8）。

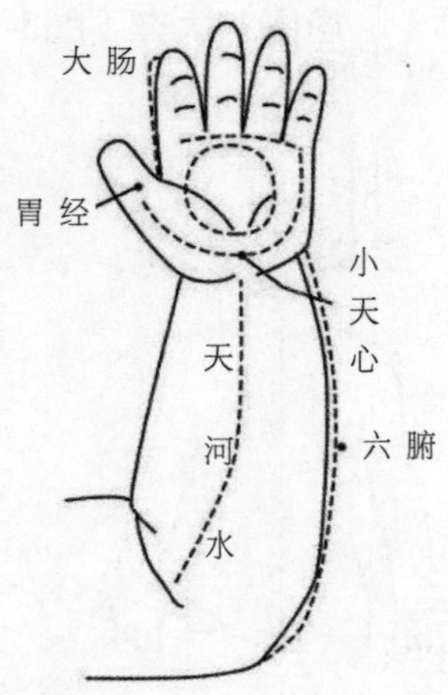

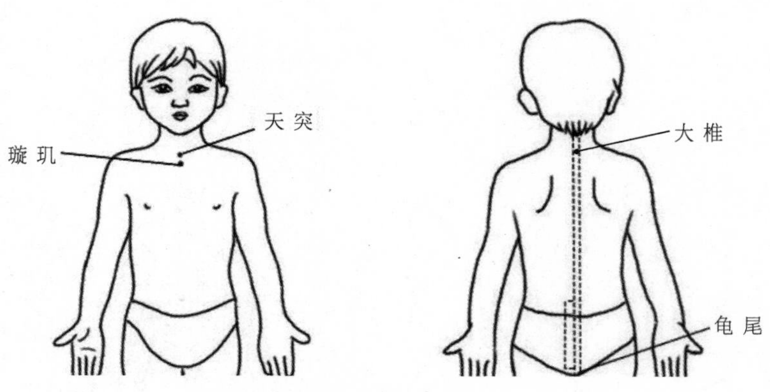

图3-8 穴位选取

● **操作手法** 清胃经100次；清大肠经100次；揉小天心50次；清天河水100次；退六腑300次；揉天突50次；开璇玑50次；分推肩胛骨50次；常规手法捏脊，由龟尾穴捏至大椎穴，捏拿6遍，手法轻柔逐渐加重，和缓有力。

● **操作间隔** 每日或者隔日治疗1次，5天为一个疗程。

● **主治** 痰热咳嗽。

方法三

● **穴位选取** 天门、坎宫、太阳、风池、二扇门、三关、外劳宫、天突、膻中、龟尾、大椎（图3-9）。

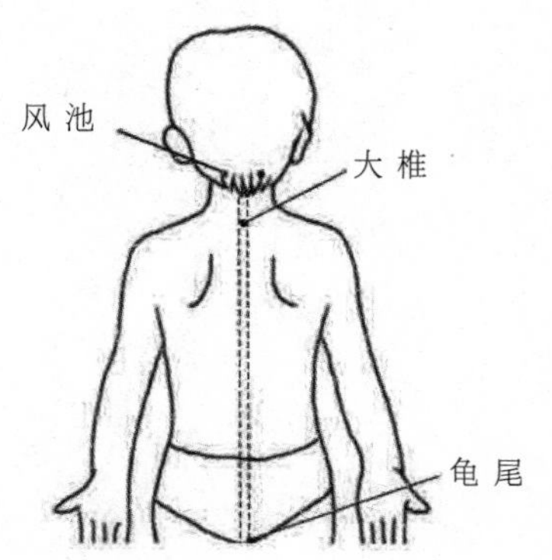

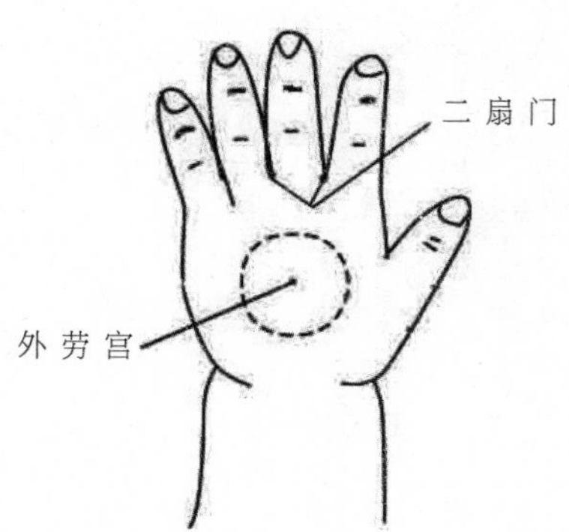

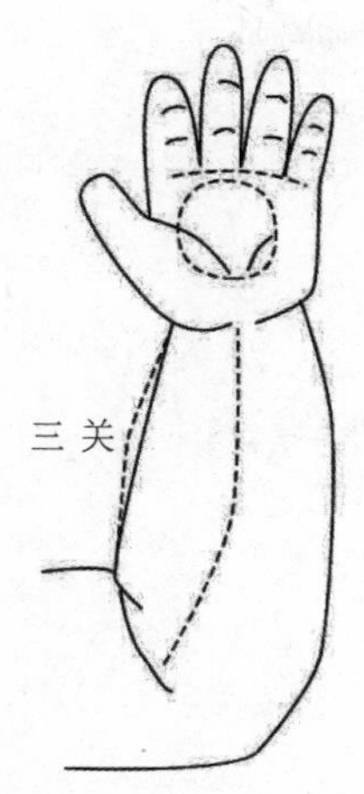

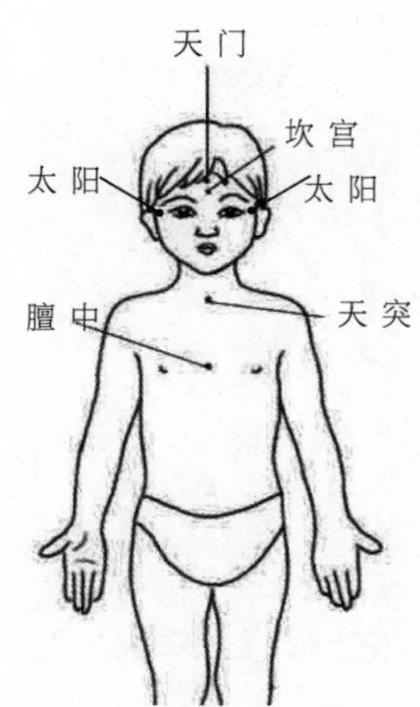

图3-9 穴位选取

操作手法 开天门50次；推坎宫50次；揉太阳50次；拿风池5次；掐揉二扇门30次；推三关100次；揉外劳宫50次；揉天突50次；擦（抹）膻中，以透热为度；常规手法捏脊，由龟尾穴捏至大椎穴，捏拿10遍，手法要轻柔和缓，逐渐加重。

操作间隔 每日治疗1次，5天为一个疗程。

主治 风寒咳嗽。

方法四

穴位选取 肺经、脾经、胃经、肾经、二马、内劳宫、涌泉、肺俞、脾俞、肾俞、龟尾、大椎（图3-10）。

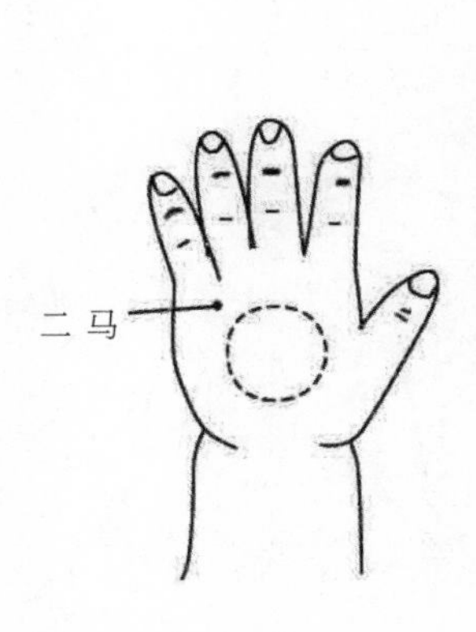

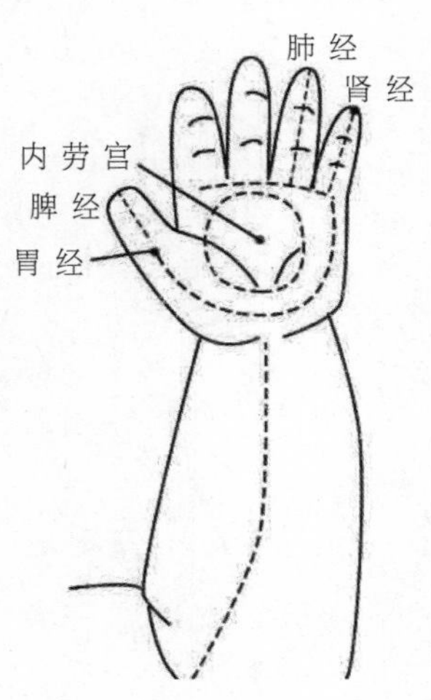

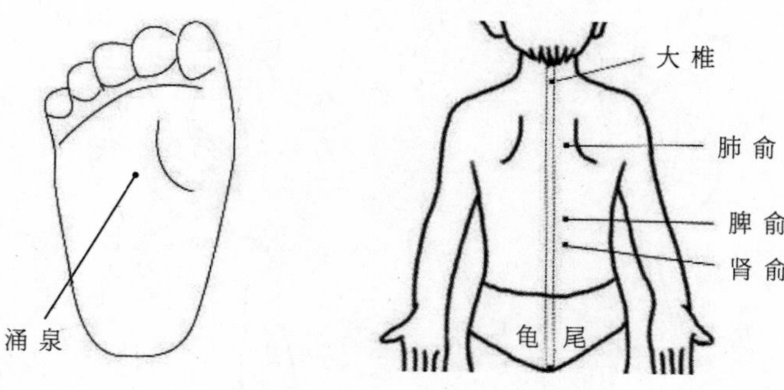

图3-10 穴位选取

操作手法 补肺经100次；补脾经300次；补肾经100次；揉二马50次；运内劳宫50次；推涌泉100次；常规手法捏脊，由龟尾穴捏至大椎穴，捏拿10遍，重点按揉肺俞、脾俞以及肾俞，操作手法轻柔和缓。

操作间隔 每日或者隔日治疗1次，7天为一个疗程。

主治 阴虚燥咳。

方法五

穴位选取 攒竹、坎宫、太阳、八卦、肺经、膻中、肺俞、龟尾、大椎（图3-11）。

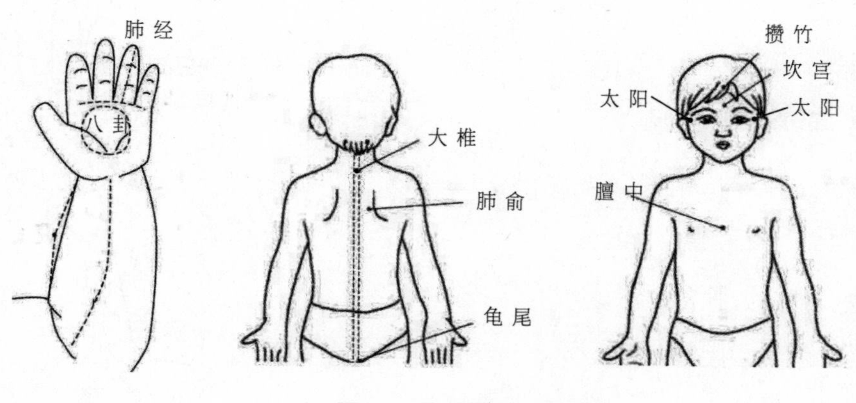

图3-11 穴位选取

操作手法 推攒竹30次；推坎宫30次；揉太阳50次；运八卦50次；清肺经300次；推膻中50次；揉肺俞50次；分推肩胛骨30次；常规手法捏脊，由龟尾穴捏至大椎穴10遍，手法先轻柔和缓，逐步加大力量。

操作间隔 每日治疗1次，5天为一个疗程。

主治 外感咳嗽。

方法六

穴位选取 天门、坎宫、太阳、天河水、六腑、丰隆、龟尾、大椎（图3-12）。

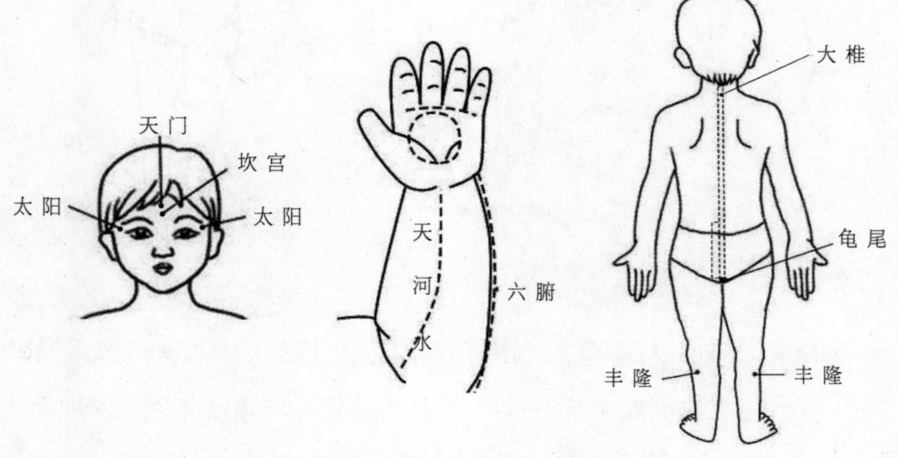

图3-12 穴位选取

操作手法 开天门50次；推坎宫30次；运太阳50次；运耳后高骨50次；清天河水100次；退六腑100次；揉丰隆50次；常规手法捏脊，由龟尾穴捏至大椎穴，捏拿10遍，操作手法要轻柔和缓。

操作间隔 每日治疗1次，5天为一个疗程。

主治 风热咳嗽。

方法七

穴位选取 脾经、胃经、板门、天突、膻中、中脘、足三里、丰隆、龟尾、大椎（图3-13）。

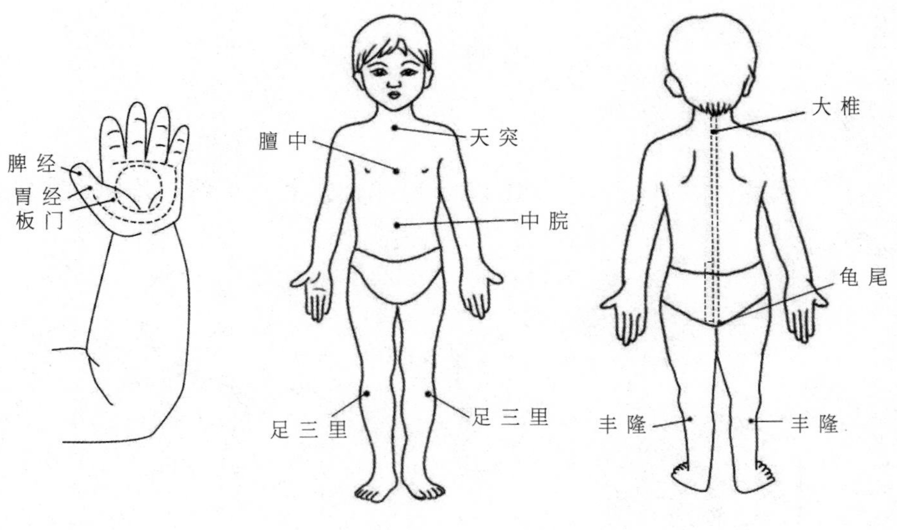

图3-13 穴位选取

操作手法 补脾经300次；清胃经100次；揉板门100次；按天突50次；擦膻中100次；摩中脘2分钟；按揉足三里、丰隆各50次；常规手法捏脊，由龟尾穴捏至大椎穴，捏拿10遍，操作手法要轻柔和缓。

操作间隔 每日或者隔日治疗1次，7天为一个疗程。

主治 痰湿咳嗽。

方法八

穴位选取 肺经、脾经、三关、外劳宫、八卦、肺俞、脾俞、足三里、龟尾、大椎（图3-14）。

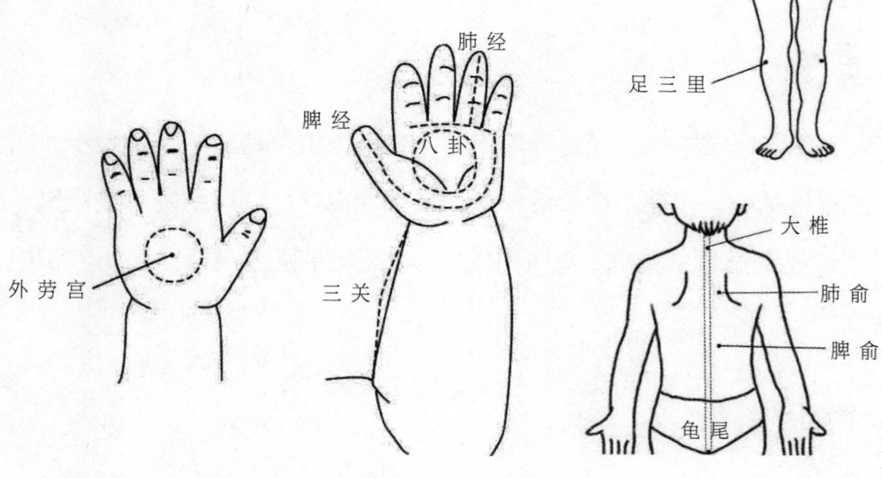

图3-14 穴位选取

操作手法 补肺经100次；补脾经300次；推三关100次；揉外劳宫50次；运八卦50次；按揉肺俞、脾俞、足三里各50次；常规手法捏脊，由龟尾穴捏至大椎穴，捏拿10遍，操作手法要轻柔和缓。

操作间隔 每日或者隔日治疗1次，7天为一个疗程。

主治 脾肺气虚咳嗽。

八、乳蛾

乳蛾是临床常见病、多发病之一，以儿童和青年多见。多发于春秋两季；病程迁延、反复发作者，多为虚证或虚实夹杂证。本病可诱发喉痈及痹证、水肿、心悸以及怔忡等疾病。石蛾是乳蛾的一种，症状略同乳蛾。多见于小儿，病情发展缓慢，并且不易速愈，喉核发硬肿大，因此叫做石蛾。急性喉核肿大溃烂化脓者，名烂乳蛾。本病类似于慢性扁桃体炎。

临床表现

乳蛾以咽喉肿痛，或者咽痒不适为主症，常伴有高热。相当于西医学的扁桃体炎。本病经积极治疗，通常预后良好；偶可引发急性肾炎、风湿热或风湿性心脏病；长期不愈可致反复呼吸道感染，因此应积极治疗。

捏脊疗法

● 穴位选取 肩井、大椎、风门、肺俞、龟尾、胃经、天河水、肺经（图3-15）。

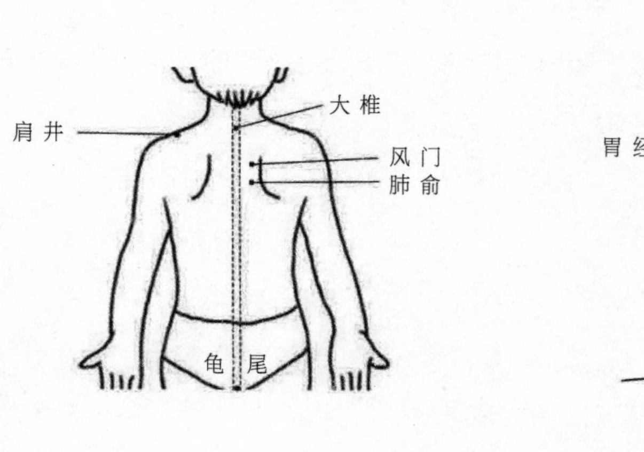

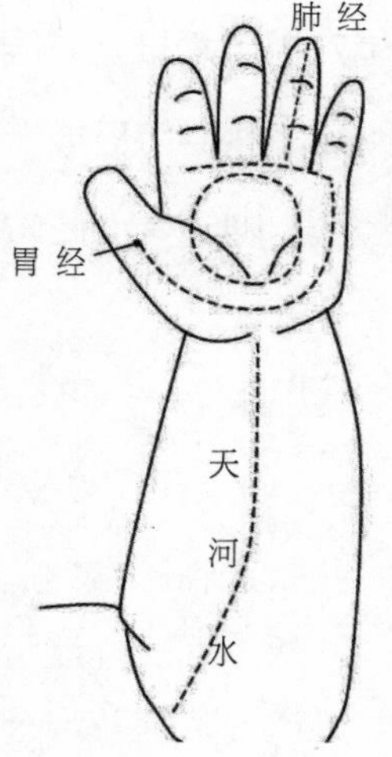

图3-15 穴位选取

● 操作手法

（1）常规手法捏脊，重提按肺俞、大椎穴，配合推脊由大椎推向龟尾。

（2）清肺经。

（3）清天河水。

九、鼻炎

小儿鼻炎指的是鼻腔黏膜和黏膜下组织的炎症，根据发病的急缓及病程的长短，可分为急性鼻炎与慢性鼻炎；还有过敏性鼻炎。小儿急性鼻炎和感冒的症状非常相似，出现鼻塞、咽痛、头痛以及打喷嚏等症状时家长往往会认为孩子是感冒了，殊不知是鼻炎在作怪。儿童时期机体各器官的形态与生理功能发育不完善，造成儿童抵抗力和对外界适应力较差，所以儿童更容易患鼻炎。

临床表现

小儿急性鼻炎症状：起病时有轻度恶寒发热，全身不适，鼻咽部灼热感，鼻内发干、发痒以及打喷嚏。1～2日后渐有鼻塞，流大量清水样鼻涕，嗅觉减退，头痛。3～4日后由于继发感染，分泌物转为黄脓鼻涕，不易擤出，鼻塞更重。若没有并发症，1周左右恢复正常。

小儿慢性鼻炎症状：以鼻塞及嗅觉减退为特征。慢性单纯性鼻炎白天活动时鼻塞减轻，而夜间、静坐时鼻塞加重。侧卧时，居下侧鼻腔阻塞，上侧鼻腔通气良好，当卧向另一侧之后，鼻塞又出现于另一侧鼻腔。鼻涕呈黏液性，常伴有头痛、头昏、嗅觉减退等。慢性肥厚性鼻炎多为持续性鼻塞，鼻涕呈黏液性或黏液脓性，可出现耳鸣、听力减退、失眠、头痛、精神萎靡等。

过敏性鼻炎：又叫做变应性鼻炎，是特应性个体接触致敏物后而引起的鼻黏膜慢性炎症反应性疾病，以鼻痒、打喷嚏、鼻分泌物增多以及鼻黏膜肿胀等为主要特点。

捏脊疗法

● 穴位选取 肩井、大椎、风门、肺俞、龟尾、攒竹、坎宫、太阳、睛明、迎香、颧髎、天突、肺经、天河水（图3-16）。

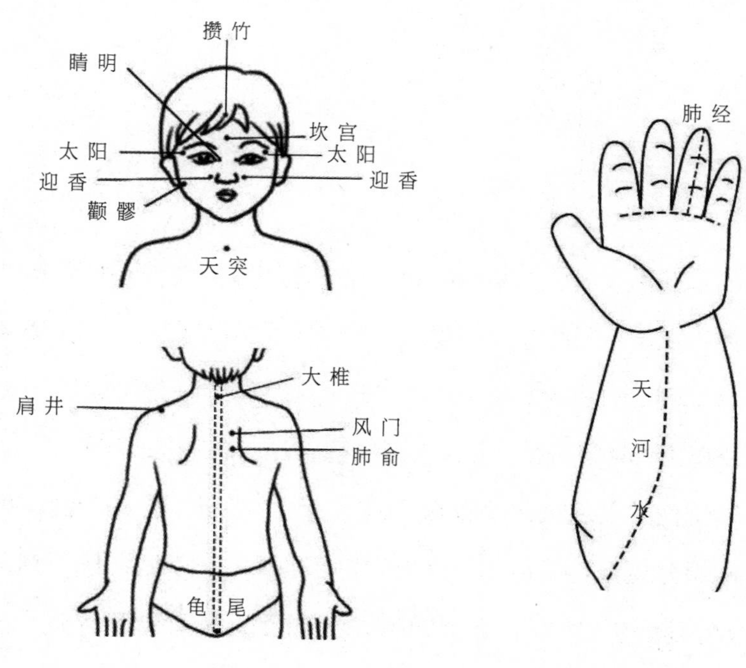

图3-16 穴位选取

（1）常规手法捏脊3～5遍，重提按肺俞、风门以及大椎穴，配合推脊从大椎推向龟尾。

（2）清肺经。

（3）清天河水。

（4）揉迎香、颧髎、睛明。

（5）开天门、推坎宫。

···第二节···

神经系统疾病

一、多动症

多动症是指和患儿年龄不相称的明显注意力不集中，不分场合的过度活动，情绪冲动并伴有认知障碍和学习困难的一组症候群，智力正常或者接近正常等为主要临床特征的疾病，又称儿童注意力缺陷多动症、轻微脑功能障碍综合征。为一种较常见的儿童时期行为障碍性疾病。

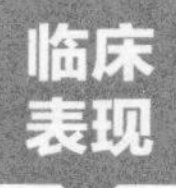

（1）注意力不集中的主要表现

① 常不能仔细地注意细节，或者在做功课、工作、进行其他活动中出现漫不经心的错误。

② 在完成任务或做游戏时常无法保持注意力，有始无终。

③ 别人对他讲话时常显得没有在听。

④ 常遗失生活必需品，如作业本、书、笔以及玩具等。

⑤ 常无法一直遵守指令，无法按时完成功课。

⑥ 常回避或十分厌恶家庭作业。

⑦ 易被外界刺激吸引。

⑧ 常不能完成任务与活动。

（2）活动过度的主要表现

① 双手或者双足常不安稳或坐着时活动。

② 常在不适当的场合奔跑或者登高爬梯。

③ 难以安静地参与活动。

④ 不能静坐于自己的座位上。

⑤ 表现出持久的过分运动，社会环境或者别人的要求无法使其显著改观。

（3）冲动性的主要表现

① 常在提问未完时，其答案就脱口而出。

② 在游戏或者有组织的场合不能排队或按顺序等候。

③ 常说话过多，不能对社会规则做出恰当的反应。

④ 经常打扰或干涉他人。

捏脊疗法

方法一

● 穴位选取 肩井、大椎、风门、肺俞、心俞、肝俞、胆俞、龟尾、四神聪、囟门、百会、天河水、小天心、肝经、二马（图3-17）。

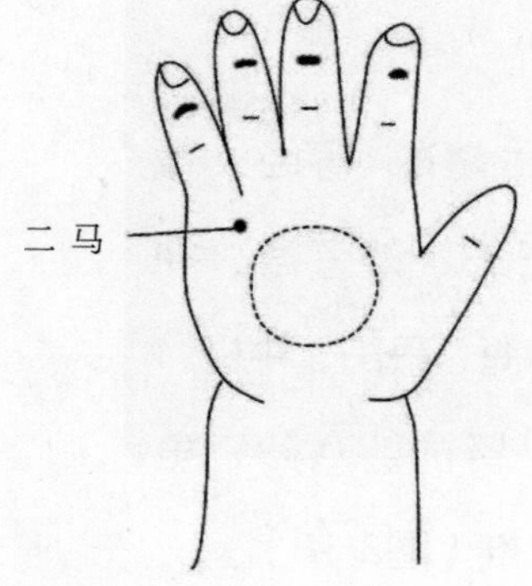

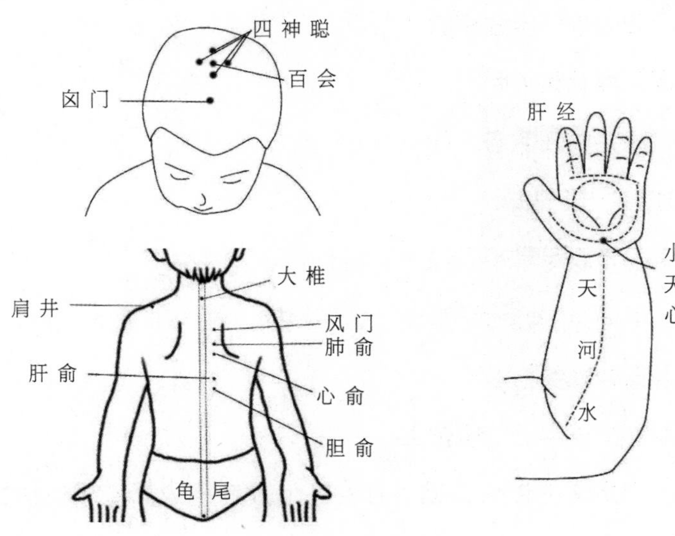

图3-17 穴位选取

操作手法

（1）常规手法捏脊3～5遍，重提按心俞、肝俞以及胆俞。

（2）清肝经。

（3）按揉百会、四神聪。

（4）揉二马。

（5）捣小天心。

方法二

穴位选取 肾经、肾顶、三关、外劳宫、神阙、气海、丹田、中极、命门、肾俞、八髎、龟尾、大椎（图3-18）。

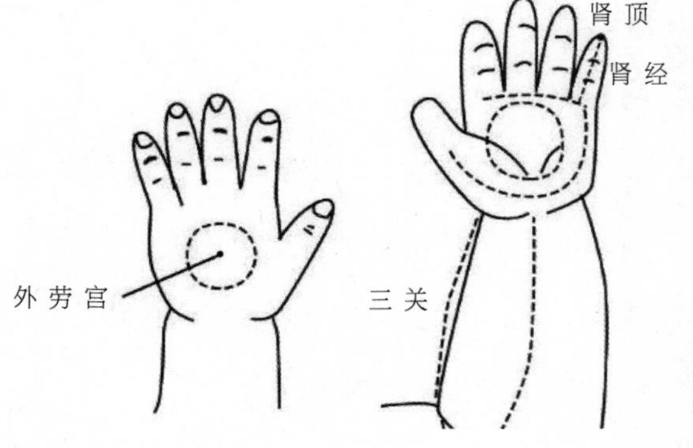

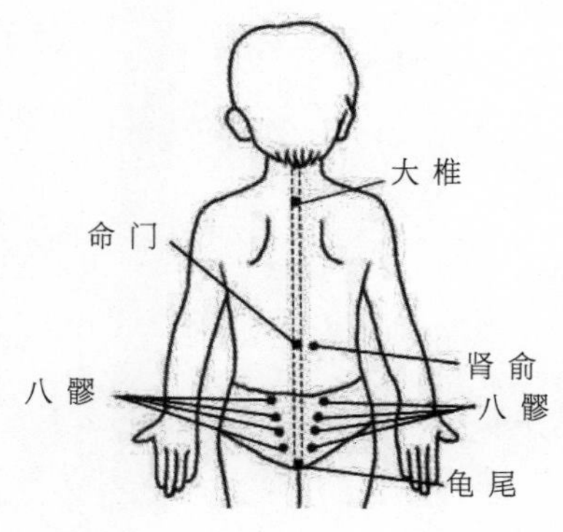

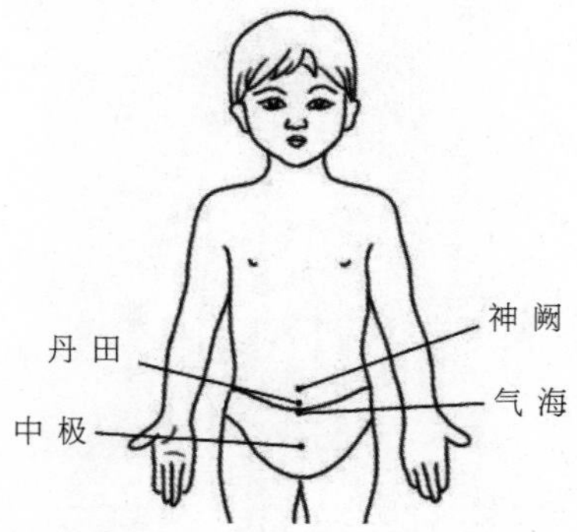

图3-18 穴位选取

● **操作手法** 补肾经300次；揉肾顶300次；推三关100次；揉外劳宫50次；用比较轻柔的手法逆时针方向摩腹10分钟；按揉神阙、气海、丹田以及中极，每穴50次；擦命门、肾俞、八髎，以透热为度；常规手法捏脊10遍，从龟尾直捏至大椎穴，手法由缓而疾，由轻而重，以加快神经的传导和对脏腑的调整。

● **操作间隔** 每日或者隔日治疗1次，10天为一个疗程。

● **主治** 注意力缺陷多动性疾病肾阴不足证。

方法三

● **穴位选取** 肾经、心经、肝经、内劳宫、二马、三阴交、命门、肾俞、八髎（图3-19）。

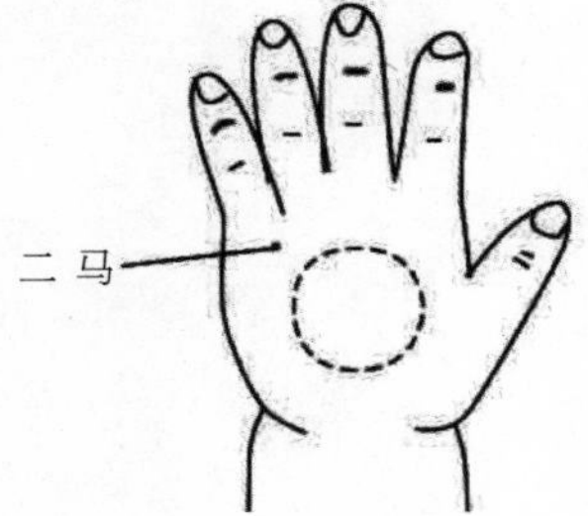

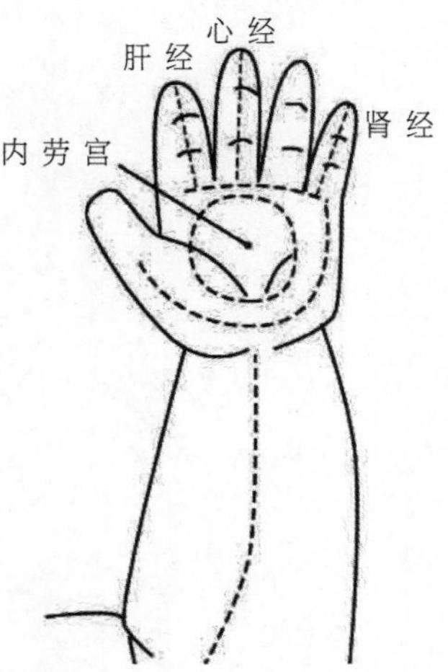

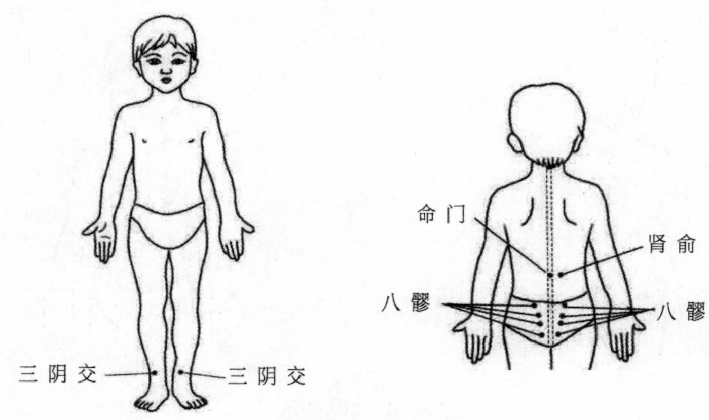

图3-19 穴位选取

操作手法 补肾经300次，清心经100次，清肝经100次，揉内劳宫50次，摩腹5分钟，按揉二马、三阴交各50次，擦命门、肾俞以及八髎，以透热为度，推脊和捏脊常规手法各10遍，手法由缓而疾，由轻至重，以加快神经的传导和对脏腑的调整。

操作间隔 每日或者隔日治疗1次，10天为一个疗程。

主治 注意力缺陷多动性疾病心肝火盛证。

二、脑性瘫痪

脑性瘫痪简称脑瘫，指出生前到出生后一个月内由于各种原因所致的非进行性脑损伤，以婴儿期内出现中枢性运动障碍和姿势异常为临床特征，可伴有智力低下、惊厥、听觉或视觉障碍及学习困难，为小儿时期常见的一种伤残情况，其发病率在我国为0.18%～0.4%。

本病属中医“五迟”“五软”范畴，主要表现为肌张力低下者，可归属“痿证”，智力严重低下者，可归属“痴呆”。

临床表现

脑瘫除运动伤残外，常伴有一系列发育异常，如智力低下、癫痫、视力异常（如斜视、弱视、眼球震颤等）、听力减退、语言障碍、认知以及行为异常等。临床常见类型如下。

（1）**痉挛型** 此型约占脑性瘫的2/3，为最常见的一种类型。按照瘫痪部位的不同可分为偏瘫、双瘫、四肢瘫、两肢瘫及单肢瘫痪，临床上以前三者多见。

① 痉挛性偏瘫 瘫痪侧肢体自发运动减少，上肢受累较下肢重，1岁以前就可出现患侧运动功能异常，迟至18～24个月时才能行走，并且患侧呈环形步态。患侧手生长迟滞，肢体显著痉挛，踝部跟腱挛缩，导致马蹄内翻畸形。因为肌张力增高，所以多呈足尖着地行走，膝腱反射亢进，可有踝阵挛及巴宾斯基征。手、足部背屈力弱。约1/3患儿在1～2岁时有惊厥发作；约25%患儿有认知功能异常、智力低下。CT检查可见偏瘫对侧大脑半球萎缩和侧脑室扩大。

② 痉挛性双瘫 脑室周围白质软化，特别是通过内囊的运动神经纤维受损较严重。双侧均见瘫痪，下肢运动障碍较上肢明显。上肢运动障碍虽然比较轻，但精细动作如书写等常受影响。常在婴儿开始爬行时发现，患儿爬行时双臂呈正常互相交替姿势向前，双腿却被拖拉向前，髋部内收。患儿行走延迟，双足呈马蹄内翻状，步行时足尖着地。

体检可见双下肢痉挛、腱反射亢进、踝阵挛以及巴宾斯基征阳性，托起小儿双腋可见双下肢呈剪刀状交叉。严重者肢体失用性萎缩和下肢生长受累，和上半身正常生长发育不成比例。本型智力发育多正常，很少合并惊厥发作。

③ 痉挛性四肢瘫　脑病理改变多有中央白质区坏死、变性以及囊性变。本型是脑瘫中最严重的类型，四肢运动严重受损，合并智力低下和惊厥者最多；因为核上性延髓性麻痹，可致吞咽困难和吸入性肺炎。神经系统检查可见四肢肌张力增高及痉挛，自发运动减少，反射亢进，巴宾斯基征阳性。年长患儿膝和肘部常有屈曲性挛缩。本型患儿伴有语言发育障碍及视觉异常者甚多，有时也可伴有手足徐动。

（2）**运动障碍型**　此型主要病变在锥体外系，常由核黄疸导致。表现为不自主的、无目的的、无规则的运动，均为双侧性，症状常于睡眠时消失；腱反射正常，肌肉震颤或强直。因为连续动作，某一肢体或肌群可显示肥大。本型在婴儿时肌张力比较低，儿童时期出现手足徐动或舞蹈样动作。

（3）**共济失调型**　此型较少见，占脑性瘫痪的1%～2%。可单独出现，或和其他型混合出现。表现为小脑受损症状，如眼球震颤，步态不稳，快慢轮换的动作差，腱反射正常，肌张力降低，指鼻及指指试验阳性。这类症状从小出现，病情稳定，并非进行性，与进行性小脑共济失调易区别。

（4）**混合型**　此型指的是两型或两型以上混合存在，病变广泛。临床以痉挛型与运动障碍型混合常见。

捏脊疗法

方法一

● **穴位选取** 天柱、大椎、肩井、肾俞、腰阳关、委中、伏兔、足三里、阳陵泉、绝骨、解溪、印堂、百会（图3-20）。

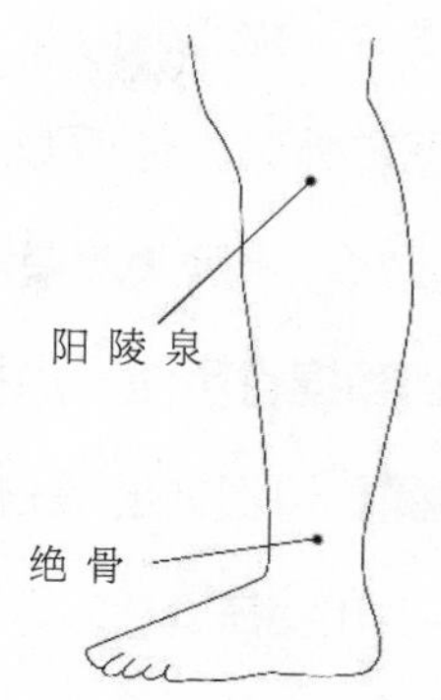

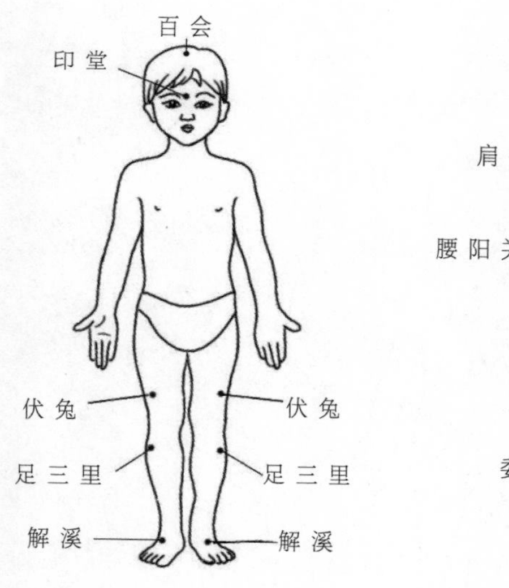

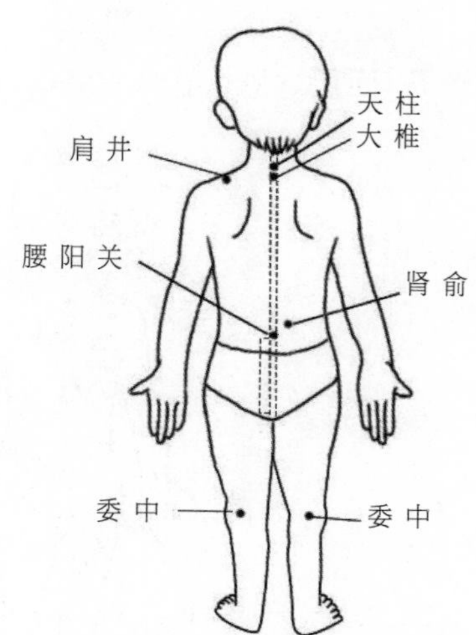

图3-20 穴位选取

● **操作手法**

（1）**颈及上肢部** 取坐位，用推法从天柱推至大椎、肩井，再以推揉法施于肩关节周围，然后用拿法从三角肌部经肱二头肌、肱三头肌部到肘关节，向下沿前臂到腕部，往返数次。

（2）**腰及下肢部** 取俯卧位，推法或滚法由腰部起，向下到尾骶部、臀部，循大腿后侧往下至足跟，往返数次，配以按肾俞、腰阳关以及拿委中。接着仰卧位，推揉法或滚法，从腹股沟向下经股四头肌至小腿前外侧，往返数次，配以按伏兔、足三里、阳陵泉、绝骨以及解溪穴。若踝关节有畸形者加摇法，并在畸形部位重点治疗。

（3）**头部和捏脊手法**　点按头部印堂至百会数次，常规手法捏脊10遍。

● **操作间隔**　每日或者隔日治疗1次，10天为一个疗程。

● **主治**　小儿脑瘫。

方法二

● **穴位选取**　哑门、腰阳关（图3-21）。

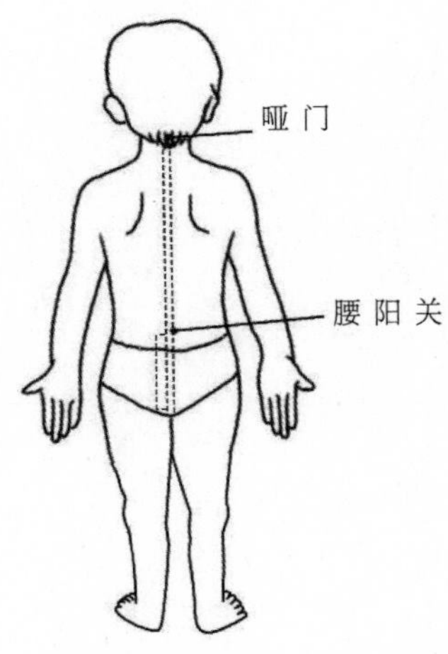

图3-21　穴位选取

● **操作手法**

（1）**捏脊**　捏脊3遍，当按捏至颈部的哑门穴及腰部的腰阳关穴时，各稍用力向上提3次，然后配合掐、擦哑门穴及腰阳关穴，夹提脊椎。

（2）**掐擦哑门**　一手拇指放在颈后的哑门穴，用指甲缘着力按掐，一掐一松，连掐21次；再用指腹推擦哑门穴，连擦3分钟。

（3）**掐擦腰阳关** 一手拇指放在腰部的腰阳关穴，用指甲缘按掐，一掐一松，连掐21次；再以指腹推擦腰阳关穴，连擦3分钟。

（4）**夹提脊椎** 两手放在脊椎两侧，用手掌在下按的同时向内夹提，由尾椎开始，逐渐向上移动，夹提到颈下部为止，连做3遍。

三、急性感染性多发性神经根炎

急性感染性多发性神经根炎，发病率约为1.6/10万，农村比城市多见，以夏秋季发病为多。好发年龄为10岁以内小儿，其中男孩比女孩多见。临床特征为渐进性、对称性、弛缓性肢体麻痹，早期有不同程度的感觉障碍，脑脊液呈“蛋白细胞分离”现象，严重者可伴有颅神经麻痹及呼吸肌麻痹。

本病好发于多雨之夏季，以筋脉弛缓不用为特点，满足《黄帝内经·素问》所说“湿热不攘，大筋软短，小筋弛长，软短为拘，弛长为痿”，属中医“痿证”范畴。

临床表现

约2/3患儿发病之前1～3周有呼吸道、肠道等前驱感染。

（1）**运动障碍** 进行性四肢弛缓性、对称性麻痹为本病的主要症状。起病多先有肌肉不适及疼痛，尤其在大腿前后侧显著，臀部和后背下方也常累及。继而出现肌无力，初始即为对称性。常自下肢开始，很快向上扩展，累及上肢和躯干，甚至颅神经支配的肌肉。腱反射多在发病早期即消失，即使较晚消失者也完全无法行走，受累部位的骨骼肌有明显萎缩，患儿不能坐起及翻身，不能抬头。

（2）**感觉障碍** 较轻，只在病初出现，持续时间较短，常为一过性。主要表现是四肢麻木，患儿自诉有痛、麻、痒等感觉异常。体查可见手套状、袜套状或者节段型感觉减退。多数患儿于抬腿时疼痛。

（3）**颅神经障碍** 约1/2病例有颅神经受累，以面神经、舌咽神经以及迷走神经较多见。表现为口角向健侧歪斜，鼻唇沟变浅、消失，头向后垂，眼裂大，吞咽困难，进食呛咳等。

（4）**自主神经障碍** 常有多汗、皮肤潮红或发凉，或者心律不齐、心率增快等。重症患儿有呼吸肌麻痹，表现为呼吸运动减弱、呼吸浅表、咳嗽无力、语音轻微而急促等。肋间肌和膈肌同时受累时，需辅助呼吸。

（5）**实验室及其他检查**

① 脑脊液检查 脑脊液外观清。发病时蛋白含量逐渐增高，到2～3周时显著增高，可达正常时的2倍，4周后逐渐下降，细胞数正常或者仅轻度增加，这种蛋白-细胞分离现象有重要诊断意义。

② 电生理检查 运动和感觉神经传导速度显著减慢，10岁以上患儿运动神经传导速度更慢，神经传导速度的减慢常与其外周神经髓鞘抗体升高程度一致。肌电图显示急性肌肉失神经表现，混合性肌肉动作电位幅度减低，有纤颤电位。

③ 血液生化检查 肌酸激酶可轻度升高。

捏脊疗法

方法一

穴位选取 攒竹、瞳子髎、颊车、地仓、天柱、大椎、肩井、肾俞、腰阳关、委中、伏兔、足三里、阳陵泉、绝骨、解溪（图3-22）。

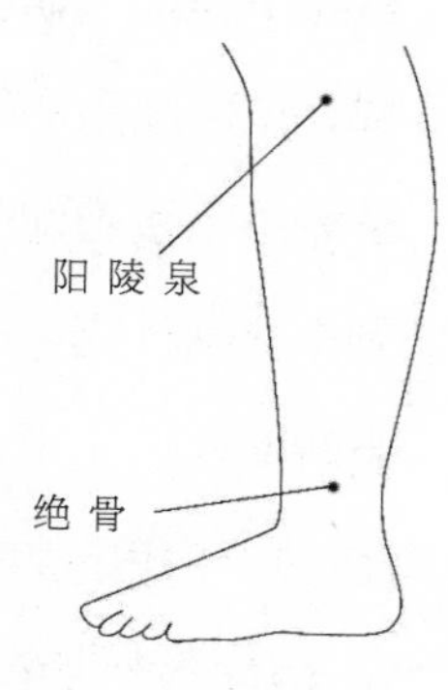

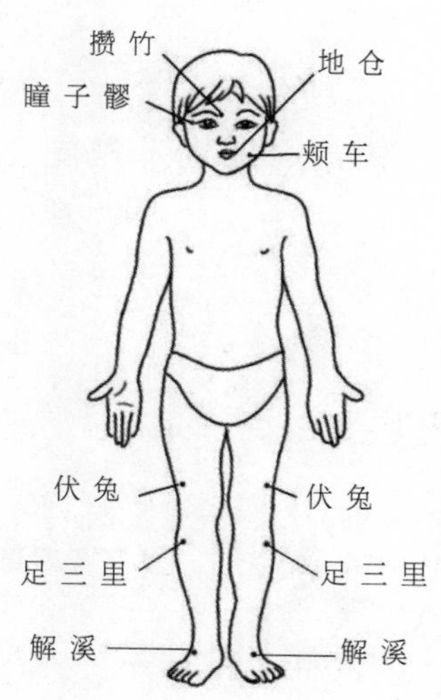

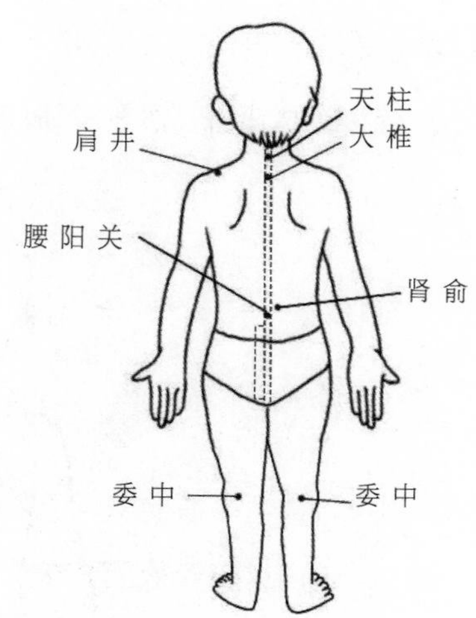

图3-22 穴位选取

操作手法

（1）**面部** 取坐位，自攒竹斜向推揉瞳子髎、颊车以及地仓穴，往返5～6次。

（2）**颈和上肢部** 取坐位，用推法自天柱推至大椎、肩井，再用推揉法施于肩关节周围，然后用拿法从三角肌部经肱二头肌、肱三头肌部到肘关节，向下沿前臂到腕部，往返数次。

（3）**腰和下肢部** 取俯卧位，推法或擦法从腰部起，向下到尾骶部、臀部，循大腿后侧往下到足跟，往返数次，配以按肾俞、腰阳关以及拿委中。接着仰卧位，推揉法或者擦法，从腹股沟向下经股四头肌到小腿前外侧，往返数次，配以按伏兔、足三里、阳陵泉、绝骨以及解溪穴。

● **操作间隔** 每日治疗1次，7天为一个疗程。

● **主治** 急性感染性多发性神经根炎重症。

方法二

● **穴位选取** 大椎、肺俞、肝俞、脾俞、胃俞、肾俞、龟尾（图3-23）。

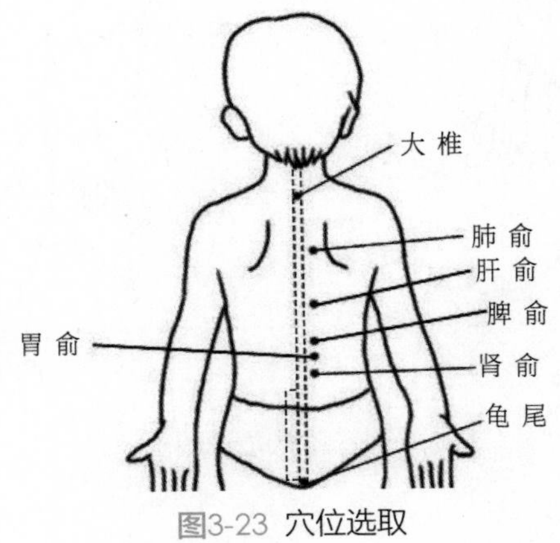

图3-23 穴位选取

● **操作手法** 取俯卧位，医者用常规捏脊手法在背部从龟尾穴捏至大椎穴，反复15～20次，手法先轻后重，以得气感为度，重按重提大椎、肺俞、肝俞、脾俞、胃俞以及肾俞，可配合四肢按摩法。

● **操作间隔** 每日或者隔日治疗1次，7天为一个疗程。

● **主治** 急性感染性多发性神经根炎轻症。

四、抽动-秽语综合征

抽动-秽语综合征，又称进行性或多发性抽搐，为一种以运动、言语以及抽搐为特点的综合征或行为障碍。1885年首先报告此病。其临床特征为波动性、慢性、多发性运动肌（头、面、肩、肢体以及躯干等肌肉）快速抽动，伴有不自主的发声及语言障碍。发病年龄多在2～12岁之间，男孩发病率较女孩约高3倍，发病无季节性，病程持续时间长，可自行缓解或者加重。

中医文献中无此病名。其临床表现与中医的痰证、风证有相关之处，属惊风、抽搐、筋惕肉瞤等范畴。中医有“怪病多由痰作祟”和“风胜则动”的理论，按痰证、风证论治，已取得一定疗效。

临床表现

相继或同时出现多组肌肉抽搐和发声，或者伴秽语为主要临床症状。

（1）抽动呈突发性，患儿感到不可抗拒，动作快速多变，反复发生而无一定的规律，表现为方式固定的运动或者发声。运动或发声抽搐均可分为简单或复合两类。

（2）常见的简单抽搐表现为眨眼、扬眉、张口、缩鼻、努嘴、做怪脸；躯干部的抽动表现为挺胸、扭腰、腹肌抽动；肢体动作表现为搓手指、握拳、甩手、举臂、抖腿、跺脚、步态异常等。

（3）常见的简单发声抽搐为清喉、犬叫声、鼻嚏声以及嘘嘘声。

（4）比较常见的复合运动性抽搐是打自己、蹦、跳、触摸以及拾起东西闻等，复合发声抽搐常表现为重复与前因后果无关的一些语词、说秽语（通常是脏话）、重复言语（重复自己的语词或声音）、模仿言语（重复所听到的别人的声音、词或短语）。发作次数频繁，少则一日十余次，多则可达数百次。可由于心理紧张而加重，睡眠时症状消失或明显减轻。当全神贯注于某种活动，如读书或者做某种游戏时，抽搐随之减少，用意志控制可在短期内暂停发作。

（5）可伴有记忆力减退、学习成绩下降、计算能力差以及性格急躁等。但患儿写字常工整，解纽扣、穿衣服以及取物等运动准确，神经系统检查未见异常。

（6）实验室及其他检查。目前缺乏准确的辅助检查作为诊断标准，脑电图没有特征性改变。

捏脊疗法

方法一

● **穴位选取** 脾经、八卦、三关、涌泉、足三里、龟尾、大椎（图3-24）。

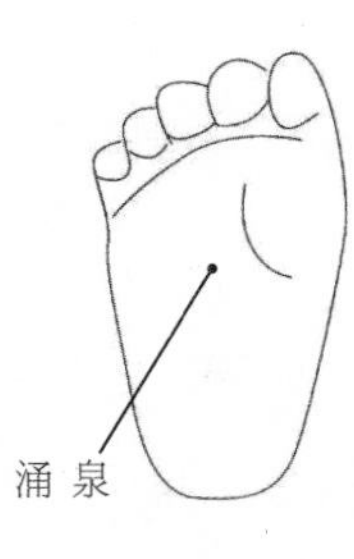

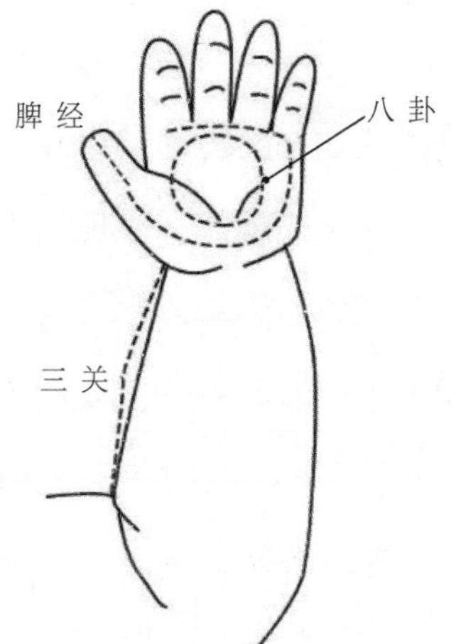

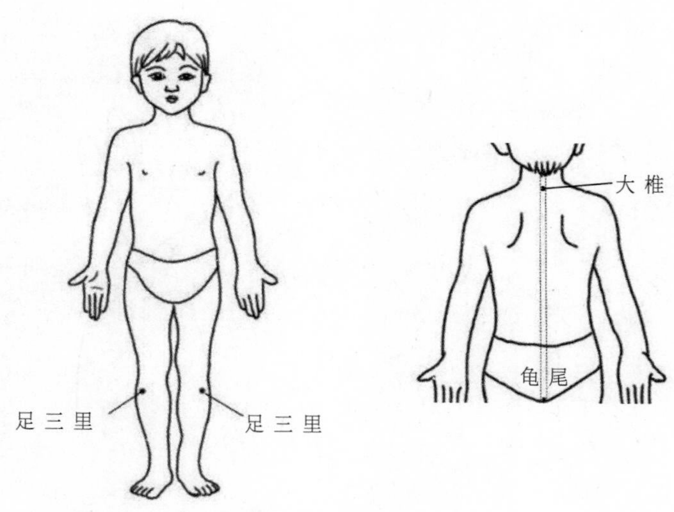

图3-24 穴位选取

● **操作手法** 推揉脾经300次；运八卦50次；分阴阳50次；推上三关300次；揉涌泉及足三里各50次；常规手法捏脊10遍，从龟尾直捏至大椎穴，手法缓轻，调整脏腑。

● **操作间隔** 每日或者隔日治疗1次，7天为一个疗程。

● **主治** 抽动-秽语综合征虚证。

方法二

● **穴位选取** 小天心、八卦、肝经、丰隆、足三里、龟尾、大椎（图3-25）。

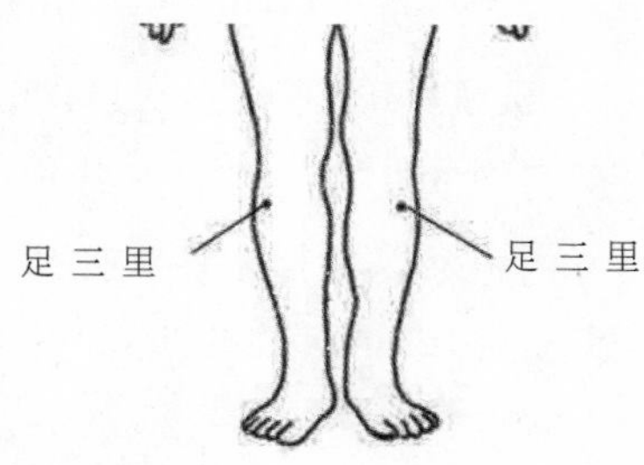

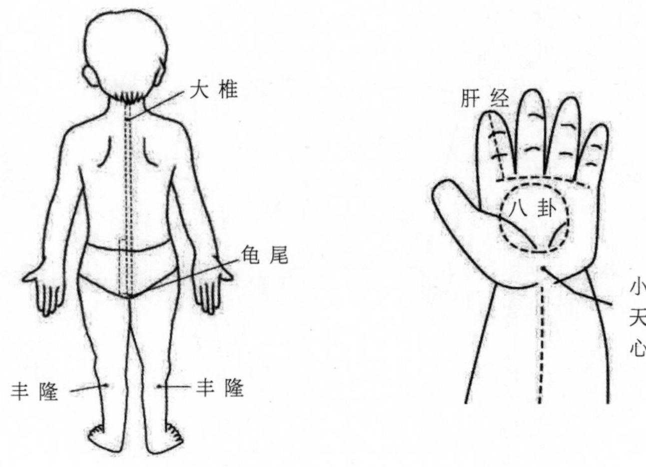

图3-25 穴位选取

● **操作手法** 捣小天心50次；揉五指节50次；运八卦50次；分阴阳50次；推肝经300次；揉丰隆及足三里各50次；常规手法捏脊10遍，从龟尾直捏至大椎穴，手法由缓而疾、由轻而重，以加快神经的传导和对脏腑的调整。

● **操作间隔** 每日或者隔日治疗1次，7天为一个疗程。

● **主治** 抽动-秽语综合征实证。

五、嗜异症

嗜异症也叫做异食癖，是指婴幼儿和儿童在摄食过程中逐渐出现的一种特殊嗜好，患儿对通常不应取食的异物，进行难以控制的咀嚼和吞食。发病年龄以幼儿为多，学龄儿也可发生。1岁以内的婴儿因尚未主动觅食，所以不易发现。如果4岁以后仍不能纠正，将对小儿身心健康产生不良影响。

临床表现

患儿喜食煤渣、土块、墙泥、沙石、肥皂、纸张、纽扣、火柴、毛发、毛线、金属玩具或床栏上的油漆，或舔吮，或吞咽，或咀嚼，常躲避家长暗自吞食，似有难以控制之状。患儿常伴食欲减退、腹痛、疲乏、呕吐，日久则面色不华、形体瘦弱、毛发稀疏、发育迟缓。嗜食的异物一种或数种。若异食不洁或有毒性物质，可继发中毒症状。

捏脊疗法

方法一

● **穴位选取** 板门、脾经、胃经、大肠、小肠、八卦、四横纹、中脘、神阙、天枢、肝俞、胆俞、脾俞、胃俞、血海、足三里（图3-26）。

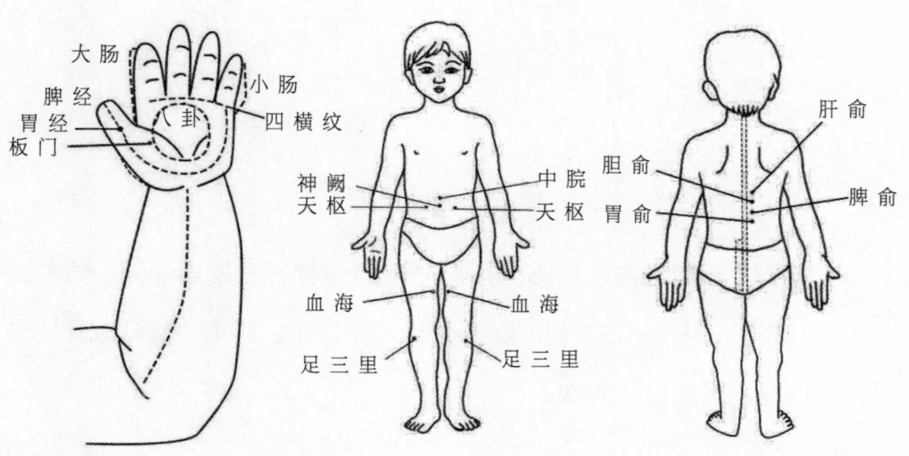

图3-26 穴位选取

● **操作手法** 揉板门50次，补脾经300次，清胃经300次，清大肠300次，清小肠300次；运八卦50次，推四横纹50次；逆时针方向摩腹3分钟，摩中脘100次，揉神阙及天枢100次；常规手法捏脊10遍，重点按揉肝俞、胆俞、脾俞以及胃俞等；揉血海和足三里各50次。

● **操作间隔** 每日或者隔日治疗1次，7天为一个疗程。

● **主治** 异食癖虫证。

方法二

● **穴位选取** 神阙、气海、关元、肝俞、胆俞、脾俞、胃俞、血海、足三里（图3-27）。

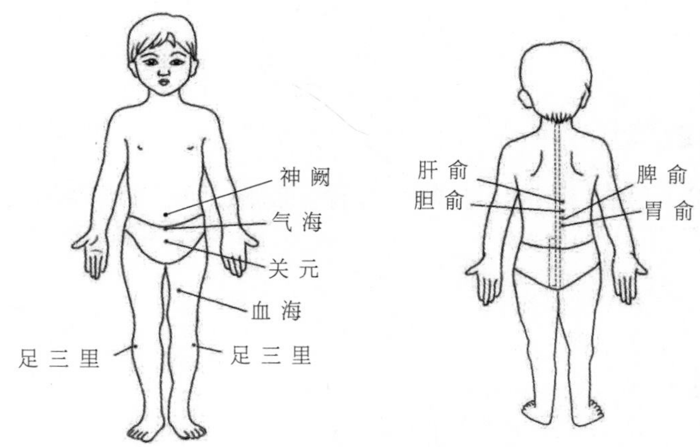

图3-27 穴位选取

● **操作手法** 顺时针方向摩腹5分钟，振腹1分钟；三指揉神阙、气海以及关元100次；常规手法捏脊10遍，重点按揉肝俞、胆俞、脾俞以及胃俞等；揉血海、足三里各50次。

● **操作间隔** 每日或者隔日治疗1次，7天为一个疗程。

● **主治** 异食癖脾虚证。

方法三

● **穴位选取** 胃经、大肠、天河水、六腑、神阙、天枢（图3-28）。

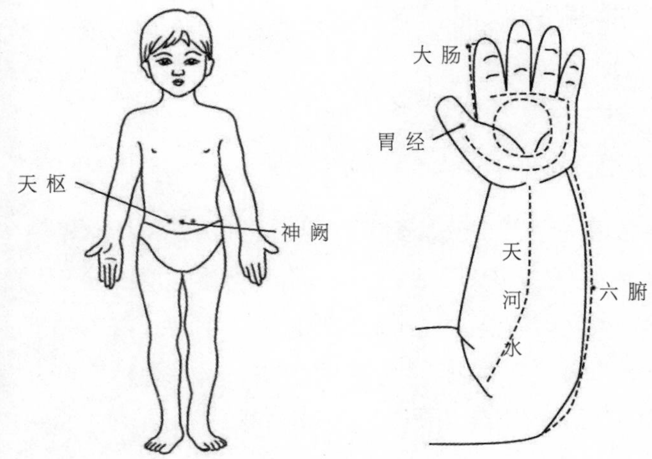

图3-28 穴位选取

● **操作手法** 清胃经和清大肠各300次；清天河水100次；退六腑100次；逆时针方向摩腹3分钟，揉神阙和天枢各50次；推脊30次。

● **操作间隔** 每日或者隔日治疗1次，7天为一个疗程。

● **主治** 异食癖胃热证。

方法四

● **穴位选取** 心俞（图3-29）。

（1）**捏脊** 捏脊3遍，当按捏到背部的心俞穴时，稍用力向上提3次，然后配合按、擦心俞穴，揉背部。

（2）**按心俞** 两手拇指分别放在背部的心俞穴，以指端点按，一按一松，连按21次。

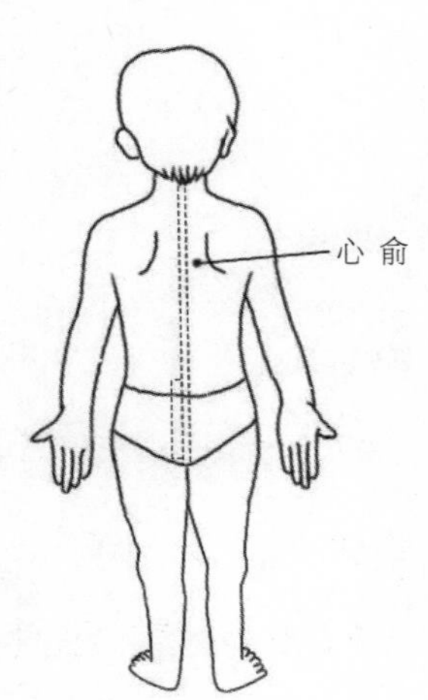

图3-29 穴位选取

（3）**擦心俞** 两手拇指分别放在背部的心俞穴，以指腹推擦3分钟。

（4）**揉背部** 用两手的掌根揉背部的心俞穴，并以此为中心逐渐扩大范围，直到揉遍整个背部。

六、智能发育滞迟

智能发育滞迟是指患儿智力发育明显低于同龄儿平均水平，智商（IQ）在均值减2个标准差以下。小儿智能落后是大脑发育障碍引起的综合性功能不全，包括认知、记忆、理解、言语、运动、综合分析、思维、想象以及解决问题等，按其严重程度可分为轻度（IQ50～70）、中度（IQ35～50）、重度（IQ<35）。通常IQ 70～80为边缘状态。

中医学认为，智能发育迟滞主要以动作发育延迟为主者，属于立迟、行迟范畴，少数也可兼见齿迟、发迟；以语言发育延迟为主者，属语迟；以学习困难、社会适应不良和心理与情绪障碍为主者，属痴呆、呆病。通常来说，五迟者不一定痴呆，痴呆者则同时见五迟证候。

临床表现

以智能发育迟缓为主要临床表现，采用发育检查确诊，通过智能检查分度。

（1）**发育检查** 主要检查动作、语言及对人对物的一般反应、健康状况和合作程度。可根据正常发育量表的项目进行检查并评价。筛选检查常用Denver发育筛查量表。诊断性的发育检查可以参考使用Gesll发育量表及Bayley婴儿发育量表等。发育状况通常可用发育商表示，在正常值2个标准差以下者属于明显发育迟缓。

（2）**智能测验** 对稍年长的儿童应做进一步的智能发育检查。按记忆、观察、思维、判断、推理以及计算等各方面的智力活动，制订合乎儿童发育规律的标准测试项目，并且根据大量小儿的调查结果做出各年龄正常标准。受试儿童的智力水平是依据其测验结果与正常标准比较而得，通过智商（IQ）表示。国内目前一般用已初步标准化的Stanford-Binet和Wechster两种儿童智力测验量表。

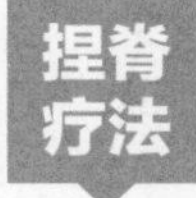

方法一

● 穴位选取 肺经、脾经、肾经、板门、百会、足三里、三阴交、大椎、肺俞、脾俞、肾俞、膀胱俞、龟尾（图3-30）。

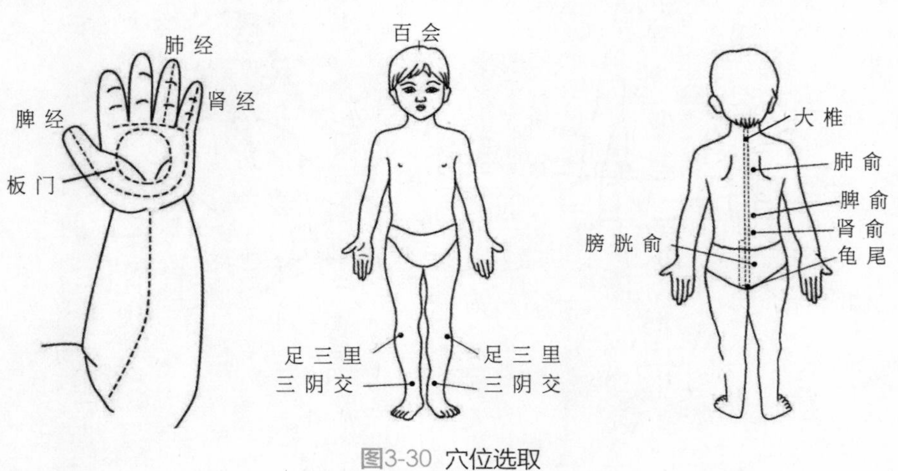

图3-30 穴位选取

操作手法 补肺经300次，补脾经300次，补肾经300次，按揉板门100次，按揉百会50次；逆时针方向摩腹5分钟，按揉足三里和三阴交穴各50次；按揉肺俞、脾俞、肾俞、膀胱俞，每穴50次；常规手法捏脊10遍，从龟尾直捏至大椎穴，手法由缓而疾，由轻至重，以加快神经的传导与对脏腑的调整。

操作间隔 每日或者隔日治疗1次，7天为一个疗程。

主治 小儿智能发育滞迟后天失养证。

方法二

穴位选取 肾经、肾顶、三关、外劳宫、神阙、气海、丹田、中极、命门、肾俞、八髎、龟尾、大椎（图3-31）。

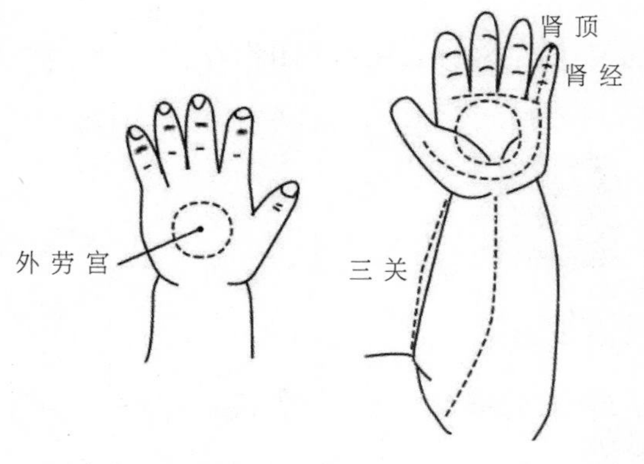

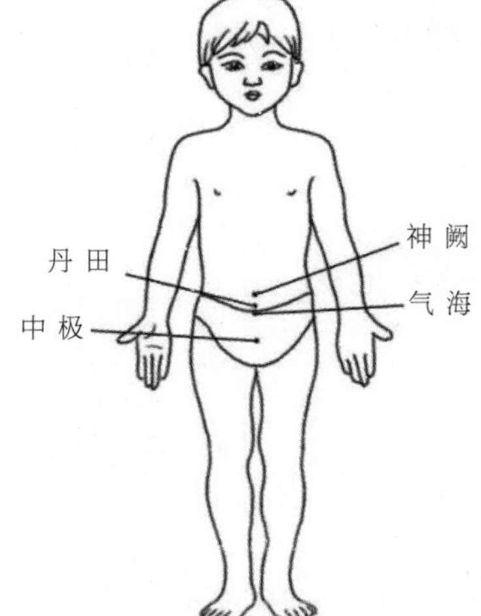

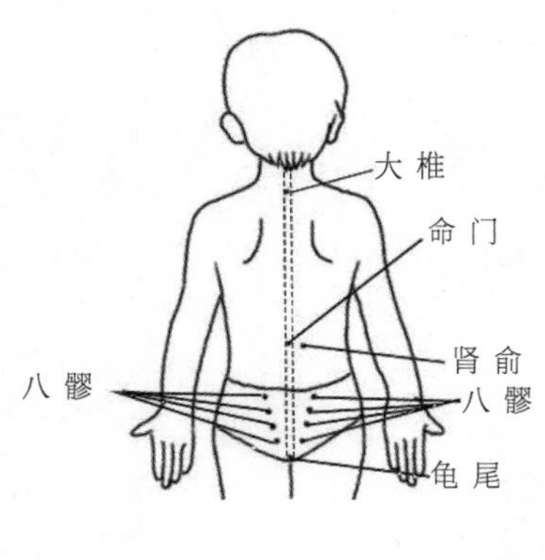

图3-31 穴位选取

操作手法 补肾经300次，揉肾顶300次，推三关100次，揉外劳宫100次；用比较轻柔的手法逆时针方向摩腹10分钟；按揉神阙、气海、丹田以及中极，每穴50次；擦命门、肾俞、八髎，以透热为度；常规手法捏脊10遍，从龟尾直捏至大椎穴，手法由缓而疾，由轻而重，以加快神经的传导及对脏腑的调整。

操作间隔 每日或者隔日治疗1次，30天为一个疗程。

主治 小儿智能发育滞迟先天不足型。

七、脊髓灰质炎后遗症

脊髓灰质炎又称“小儿麻痹症”，是由脊髓灰质炎病毒引起的急性传染病，常流行于夏秋之间，以1～5岁小儿多见。病毒常侵犯脊髓运动神经元，可导致弛缓性肌肉瘫痪。由于神经受损程度不同，恢复期快慢不一，轻症1～3个月完全恢复；如果病程在1年半以上仍不能完全恢复者，可出现肌肉明显萎缩及肢体畸形等后遗症，表现为口眼歪斜、头向一侧倾倒、脊柱侧凸、膝后凸或外展、足内翻、髋外展、马蹄形足、仰趾足以及仰趾弓形足等。

临床表现

（1）肌肉功能的不平衡，如马蹄内翻足畸形以及高弓足等。

（2）肌肉、筋膜的变性挛缩，如髋屈曲外展外旋畸形、脊柱侧凸、膝后凸以及足内翻等。

（3）骨骼发育畸形、缩短畸形以及肌肉失用性萎缩等。

捏脊疗法

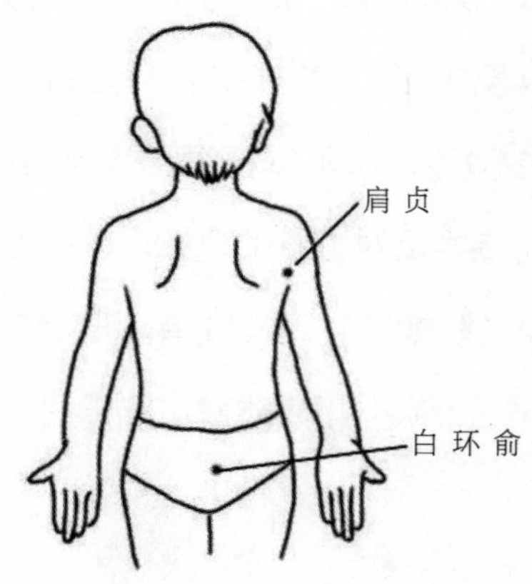

图3-32 穴位选取

● **穴位选取** 肩贞、白环俞（图3-32）。

● **操作手法**

（1）**捏脊** 捏脊3遍，当按捏到背部的肩贞穴和骶部的白环俞穴时，稍用力向上提3次，然后配合按、擦肩贞穴及白环俞穴，搽肩背和腰骶部。

（2）**按擦肩贞** 两手拇指分别放在肩关节后方，腋后皱襞上1寸处的肩贞穴，用指端着力点按，一按一松，连按21次；再以指腹推擦3分钟。

（3）**按擦白环俞** 两手拇指分别放在臀部的白环俞穴，用指端着力点按，一按一松，连按21次；再用指腹着力推擦3分钟。

（4）**搽肩背和腰骶** 以搽法先在肩背部搽动3分钟，然后在腰骶部搽动3分钟。

八、肌营养不良

肌营养不良为小儿时期较多见的遗传性神经肌肉病。其中最常见的是假肥大型，主要为编码蛋白质的抗肌萎缩蛋白基因发生突变所致。

临床表现

肌营养不良以假肥大型肌营养不良居多，发病年龄为1～10岁，主要表现为开始行走的时间延迟，平均在出生15个月之后才能走路，腓肠肌、臀肌等假性肥大，肌组织发硬。

捏脊疗法

● **穴位选取** 肺俞、脾俞（图3-33）。

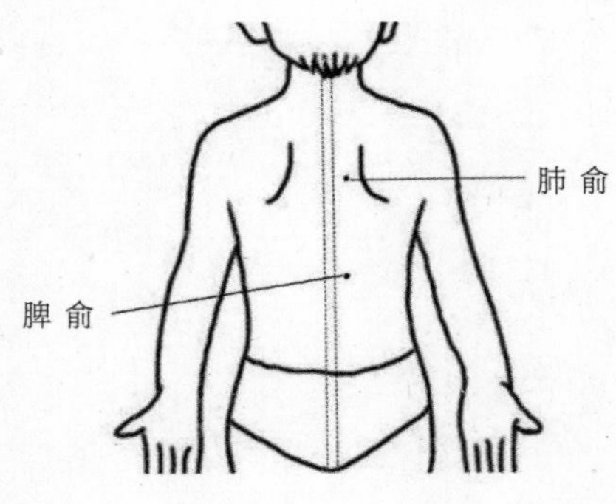

图3-33 穴位选取

（1）**捏脊**　捏脊3遍，当按捏至背部的肺俞穴与脾俞穴时，稍用力向上提3次，然后配合按、擦肺俞穴与脾俞穴，捏拿背部肌肉。

（2）**按擦肺俞**　两手拇指分别放在背部的肺俞穴，以指端点按，一按一松，连按21次；再以指腹推擦肺俞穴3分钟。

（3）**按擦脾俞**　两手拇指分别放在背部的脾俞穴，以指端点按，一按一松，连按21次；再以指腹推擦脾俞穴3分钟。

（4）**捏拿背部**　两手拇指与其余四指相对，在脊柱两侧做一紧一松的捏拿动作。用力要由轻而重，逐步加大力量，边捏拿边，连续拧转移动，从上而下各捏拿一遍。

第三节 消化系统疾病

一、腹泻

小儿腹泻，是多病原、多因素导致的以腹泻为主的一组疾病。主要特点为大便次数增多和性状改变，可伴有发热、呕吐、腹痛等症状及不同程度水、电解质以及酸碱平衡紊乱。可由病毒（主要为人类轮状病毒和其他肠道病毒）、细菌（致病性大肠埃希菌、产毒性大肠埃希菌、出血性大肠埃希菌、侵袭性大肠埃希菌以及鼠伤寒沙门菌、耶氏菌、空肠弯曲菌、金黄色葡萄球菌等）、寄生虫、真菌等引起。肠道外感染、滥用抗生素所致的肠道菌群紊乱、过敏、喂养不当及气候因素也可致病，是2岁以下婴幼儿的常见病。

临床表现

小儿腹泻是以大便次数增多、粪质稀薄或者如水样为特征的小儿常见病。主要表现为大便次数较平时明显增多，重者达10次以上。大便呈淡黄色或者清水样；或夹奶块、不消化物，如同蛋花汤；或黄绿稀溏，或色褐而臭，夹少量黏液。可伴有恶心、呕吐、腹痛、发热以及口渴等症。重症泄泻，可见小便短少、高热烦渴、神疲萎软、皮肤干瘪、目眶下陷、囟门凹陷、啼哭无泪等脱水征，以及呼吸深长、口唇樱红、腹胀等酸碱平衡失调和电解质紊乱的表现。西医学称本病为腹泻病，分为感染性腹泻（包括病毒、真菌、细菌、寄生虫等）和非感染性腹泻（包括食饵性腹泻、症状性腹泻、过敏性腹泻及其他腹泻）两类；中医学叫做泄泻。轻者治疗得当，预后良好；重者泄下过度，可造成小儿死亡；久泻迁延不愈者，则容易造成小儿营养不良、生长发育障碍。本病是我国小儿仅次于呼吸道感染的第二类常见病、多发病，是导致小儿营养不良、生长发育障碍和死亡的主要原因。

捏脊疗法

● 穴位选取 大椎、肩井、风门、肺俞、脾俞、胃俞、命门、肾俞、大肠俞、龟尾、天枢、肚角、外劳宫、七节骨、三关、六腑、脾经、大肠、小肠、肝经、小天心（图3-34）。

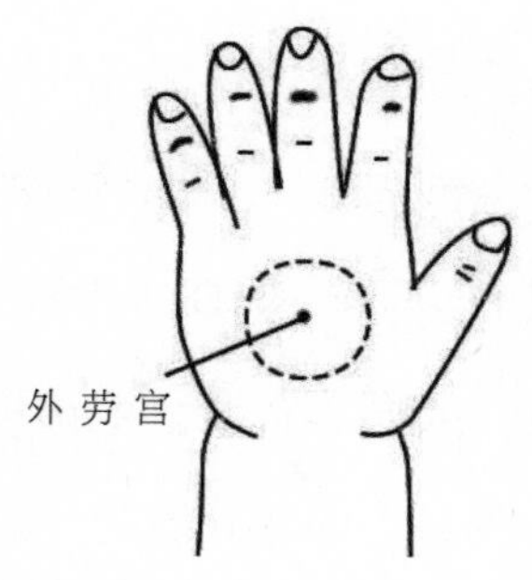

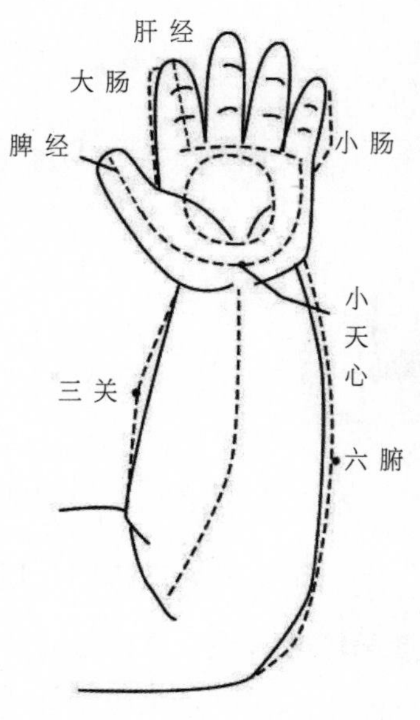

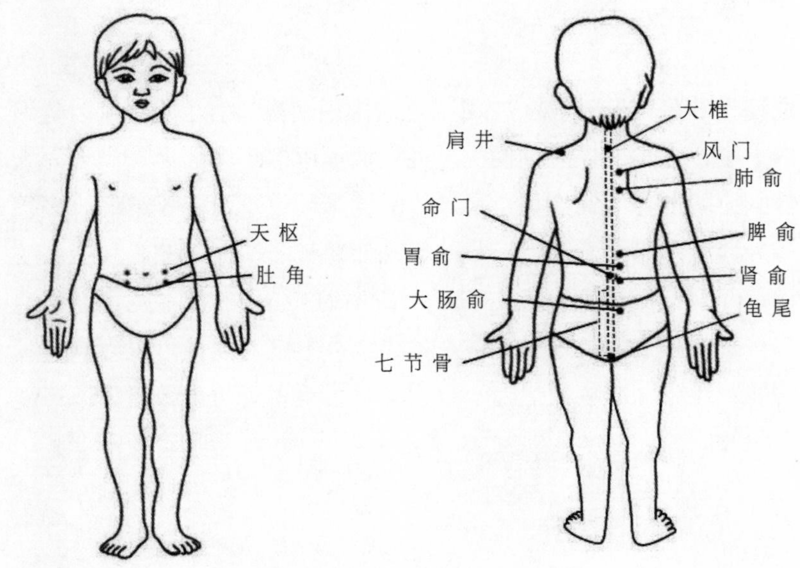

图3-34 穴位选取

操作手法

常规手法捏脊3～5遍，重提脾俞、胃俞穴，按揉大肠俞、龟尾以及命门穴，捏完后从命门穴向肾俞穴用拇指指腹左右推压。

（1）寒湿型加揉外劳宫穴、推三关以及推上七节骨。

（2）湿热型加清大肠、清小肠、退六腑以及推下七节骨。

（3）伤食型加清大肠和推下七节骨。

（4）脾虚型加补脾经和推上七节骨。

（5）惊泻加清肝经和捣小天心。

（6）腹痛者加揉天枢穴和拿肚角。

（7）大便遗出而不自知加揉龟尾。

二、便秘

便秘指的是持续2周或者2周以上的排便困难。小儿便秘可以分为两大类，一类属功能性便秘，通过调理可以痊愈；另一类为先天性肠道畸形导致的便秘，通过一般的调理是不可能痊愈的，必须经外科手术矫治。绝大多数的小儿便秘都是功能性的。功能性便秘是儿童期常见病、多发病，发病率为3%～5%，占儿童消化道门诊的25%。功能性便秘对人体的危害不仅表现在可以影响胃肠功能，还可能影响记忆力及智力发育，重者还可导致遗尿、二便失禁等。

临床表现

便秘是指大便干燥坚硬，秘结不通，排便时间间隔延长，或者虽有便意但排出困难的一种病症。主要表现为有排便疼痛或费力史；大便干燥坚硬，秘结不通，或者虽有便意但排出困难；排便时间间隔延长，每周排便≤2次；直肠内存在大量粪便团块，或有大块粪便阻塞厕所史或有粪便潴留史。属于西医学的功能性便秘。由于排便困难，部分小儿可发生食欲减退、睡眠不安，或可因为便时用力，引起肛裂、脱肛或痔疮。如果便秘长期未能得到适宜治疗，可影响患儿生长发育及身心健康。

捏脊疗法

● **穴位选取** 大椎、肩井、风门、肺俞、命门、脾俞、胃俞、肾俞、大肠俞、小肠俞、七节骨、龟尾、足三里、胃经、大肠、三关、天河水、六腑、肚角（图3-35）。

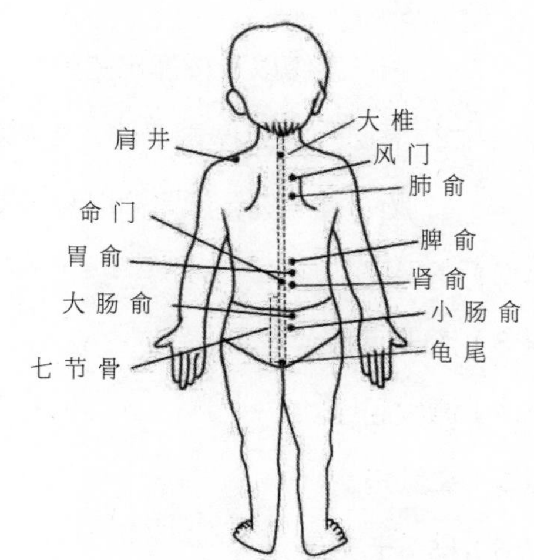

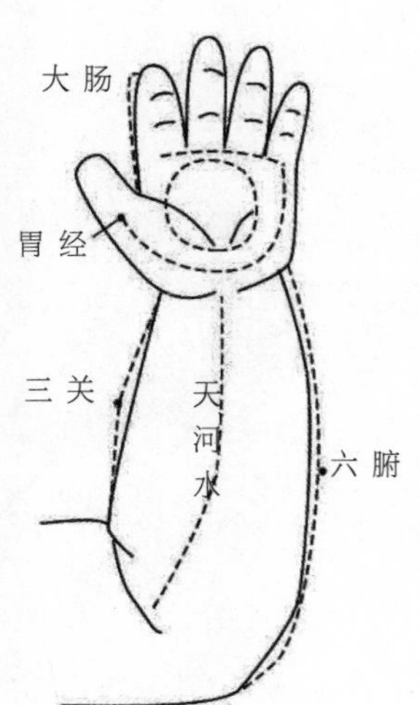

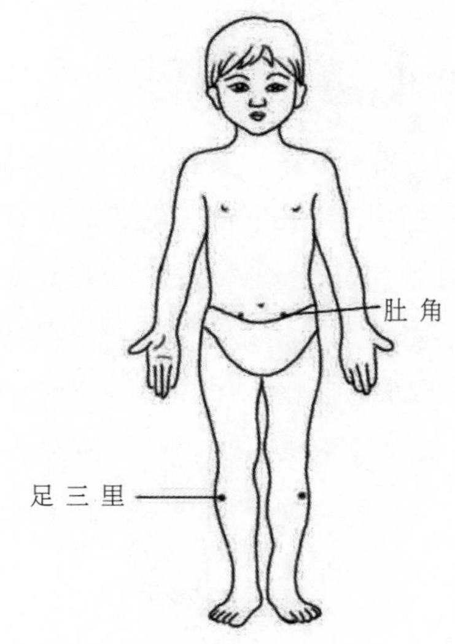

图3-35 穴位选取

● **操作手法**

（1）常规手法捏脊3～5遍，重提按肺俞、小肠俞以及大椎穴，配合推脊从大椎推向龟尾。

① 实秘：常规手法捏脊，重提胃俞、大肠俞；配合清大肠、退六

腑、摩腹以及按揉足三里穴。

② 虚秘：常规捏脊手法，重提脾俞、大肠俞；配合补脾经、清大肠、推三关，揉肾俞以及按揉足三里穴。

（2）清胃经。

（3）清天河水。

（4）清大肠经。

（5）拿肚角。

（6）推下七节骨。

三、呕吐

呕吐为小儿时期常见的临床症状，不同疾病均可引起呕吐。由于食管、胃或肠道呈逆蠕动并伴有腹肌强力痉挛和收缩，迫使食管及胃内容物由口和鼻涌出。呕吐可以是独立的症状，也可是原发病的伴随症状。单纯呕吐是指把吃进过多生、冷食物以及腐败有毒食品吐出来，也是机体一种保护功能。孩子出现呕吐时不要惊慌，应及时观察病情，正确护理。

临床表现

呕吐是婴幼儿的常见症状之一，主要表现为胃肠内容物通过贲门、食管以及口腔被强力呕出。呕吐多突然发生，也可先出现恶心之后出现呕吐。幽门痉挛多表现为喷射性呕吐，多发生于出生后2～3周的新生儿。反复呕吐可出现脱水、营养不良，影响小儿的生长发育，要引起重视。

捏脊疗法

穴位选取 厥阴俞（图3-36）。

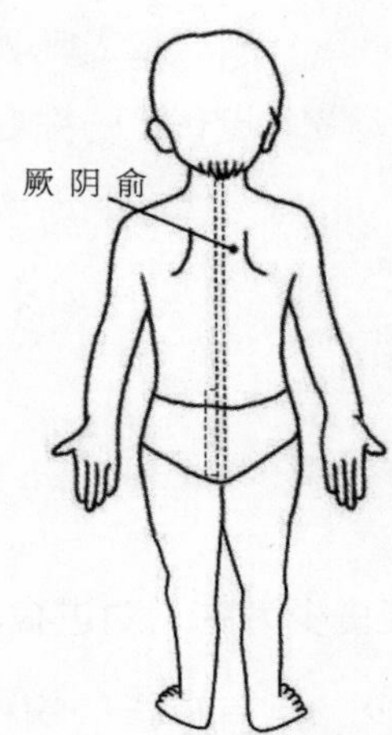

图3-36 穴位选取

操作手法

（1）**捏脊** 常规手法捏脊3遍，当按捏到厥阴俞穴时，稍用力向上提3次，然后配合按厥阴俞穴、揉脊椎、推脊背部。

（2）**按厥阴俞** 两手拇指分别放在厥阴俞穴，用指端着力点按，一按一松，连按21次。

（3）**揉脊椎** 以掌根在背部第4胸椎处按揉3分钟，按揉的范围可稍大，以刺激两侧的厥阴俞穴。

（4）**推脊背** 一手拇指和食指分别放在颈后平发际处，用指腹做推擦活动，由上向下，推至第4胸椎处为止，连推100次。

四、厌食

厌食指的是小儿长期食欲减退或消失，以食量减少为主要症状，是一种慢性消化功能紊乱综合征，为儿科常见病、多发病，1～6岁小儿多见，发病率有逐年上升趋势。严重者可导致营养不良、贫血、佝偻病及免疫力低下，出现反复呼吸道感染，对儿童生长发育、营养状态以及智力发育也有不同程度的影响。

临床表现

本病的临床特征以纳呆食少为主，对进食不感兴趣，甚至厌恶，食量比正常同龄儿童显著减少，且有较长的病程。本病各年龄段均可发生，以1～6岁多见，城市儿童发病率较高。发病没有明显季节性。但夏季暑湿当令之时，可使症状加重。患儿除食欲减退外，一般没有特殊不适，预后良好。

捏脊疗法

● **穴位选取** 大椎、肩井、风门、肺俞、脾俞、胃俞、龟尾、足三里、脾经、板门、四横纹（图3-37）。

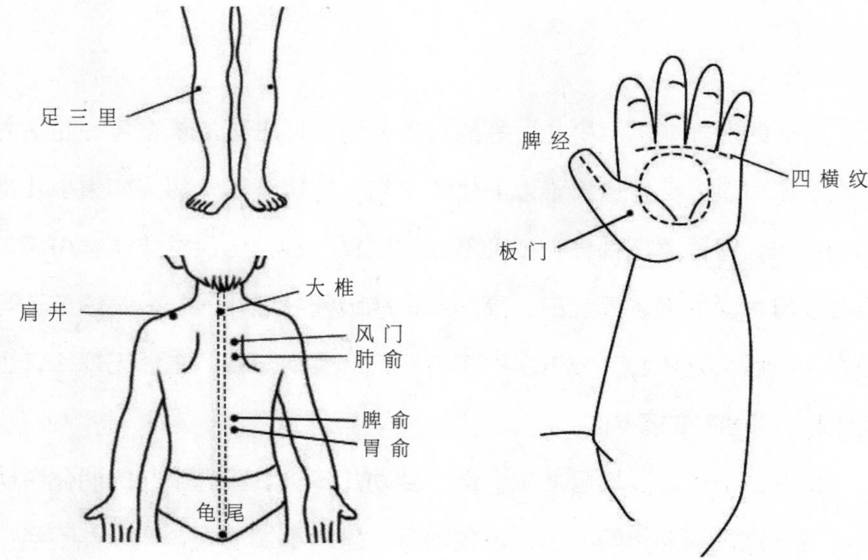

图3-37 穴位选取

操作手法

（1）常规手法捏脊3～5遍，重提按揉脾俞和胃俞，按揉足三里穴。

（2）补脾经。

（3）揉板门。

（4）推四横纹。

五、食积、疳积

（一）食积

食积是由于小儿喂养不当，内伤乳食，停积胃肠，脾运失司所导致的一种小儿常见的脾胃病。

临床表现

合理的喂养能供给小儿所需的营养物质，促进其生长发育。若喂养不当、摄食过多或者进食难以消化的食物，如烤鸡等，都会加重小儿胃肠的负担；过早添加辅食，或突然改变饮食品种，也会导致饮食积滞。某些父母片面地追求高蛋白、高脂肪、高级营养滋补品，饭前给孩子吃零食，饭后又吃点心；或进食不定时，饥一餐饱一餐，生活无规律，也是引起小儿食积的原因。

食积各个年龄段均可发生，但以婴幼儿多见。因为小儿的消化系统发育尚不完善，消化酶的活性及胃酸分泌量远不如成人，如喂养不当，很容易出现食积，主要表现为腹部胀满、食而不化、嗳腐、呕吐、大便酸臭、烦躁啼哭、小便短黄或者如米泔等。婴幼儿乳积时，多表现为呕吐乳块、口中有乳酸味、不欲吮乳、腹满胀痛以及大便酸臭等。

捏脊疗法

穴位选取 胃仓（图3-38）。

（1）**捏脊**　捏脊3遍，当按捏到胃仓穴时，稍用力向上提3次，然后配合擦、分推胃仓穴，挤推胸椎部位。

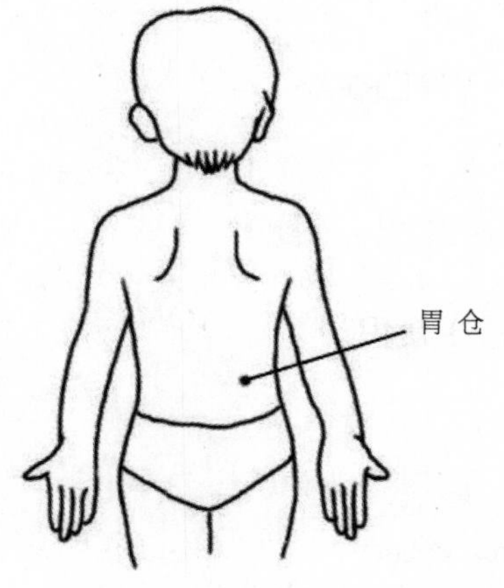

图3-38 穴位选取

（2）**擦胃仓**　两手拇指分别放于背部的胃仓穴，用指腹推擦3分钟。

（3）**分推胃仓**　两手拇指分别放于背部的胃仓穴，在下按的同时分别向两侧分推，连推3分钟。

（4）**挤推胸椎**　两手张开，分别放在脊椎两侧，用两掌做由外向内的挤推活动。从第1胸椎处开始挤推，渐次下移，到胃仓穴处为止，连推3分钟。

（5）**刺激胃仓治胃病**　胃仓为足太阳膀胱经上的一个穴位，在背部第10胸椎棘突下旁开3寸处。该穴位于胃俞（在背部第10胸椎棘突下旁开1.5寸处）旁，主治胃病。刺激该穴，对小儿食积、胃脘痛、腹胀、脊背痛、水肿、胃痉挛以及贲门痉挛等病症有较好的防治效果。

（二）小儿疳积

小儿积食不消，进一步发展，会导致体质低下，脏腑功能虚衰，严重影响生长发育，出现形体消瘦、毛发枯焦、腹部膨大以及青筋暴露等症状，这就是疳积。

临床表现

小儿疳积表现为形体消瘦，重者干枯羸瘦，饮食异常，大便干稀不调，腹胀，毛发稀疏枯黄，面色不华，烦躁不宁或萎靡不振，揉眉擦眼，吮指，磨牙。

捏脊疗法

穴位选取 痞根（图3-39）。

操作手法

（1）**捏脊** 捏脊3遍，当按捏到痞根穴时，稍用力向上提3次，然后配合按、擦痞根穴，推脊椎。

（2）**按痞根** 两手拇指分别放在痞根穴，用指腹点按，一按一松，连按21次。

（3）**擦痞根** 两手掌分别放在痞根穴，以掌根推擦3分钟。

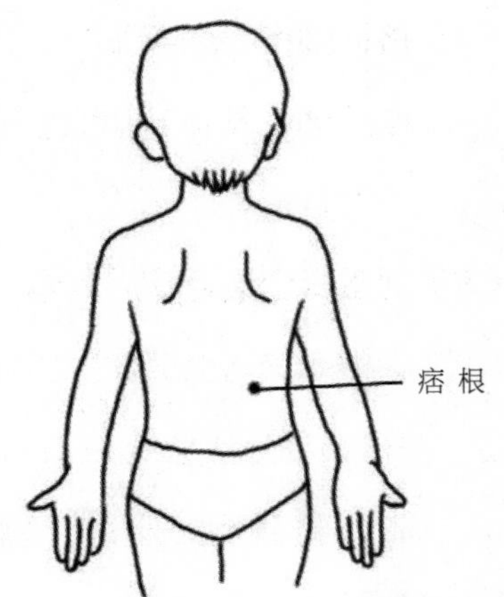

图3-39 穴位选取

（4）**推脊椎** 两手拇指与四指分别放于脊椎两侧，用掌根推脊椎，先从外向内合推，再从内向外分推。从第1胸椎处开始，每推动数次下移一点，到第5腰椎处为止。分推、合推脊椎之后，可在背部做和缓的按揉活动，以消除分推、合推带来的不适。

六、腹痛

腹痛指的是胃脘以下、脐之四旁以及耻骨以上部位发生的疼痛。

临床表现

小儿腹痛症状包括大腹痛、脐腹痛、少腹痛以及小腹痛。大腹痛，指胃脘以下、脐部以上腹部疼痛；脐腹痛，指脐周部位的疼痛；少腹痛，指小腹两侧或一侧疼痛；小腹痛，指下腹部正中部位疼痛。为小儿常见的症候，可在多种内科、外科疾病中出现，发病没有季节性，任何年龄都可发生。婴幼儿腹痛时无法用语言表达或叙述不准确，容易造成漏诊、误诊，所以需要详细检查，以免贻误病情。本病预后良好。注意排除小儿急腹症的各类腹痛。

捏脊疗法

● **穴位选取** 大椎、肩井、风门、肺俞、脾俞、肝俞、膈俞、胆俞、胃俞、肾俞、龟尾、四横纹、三关、一窝风、外劳宫（图3-40）。

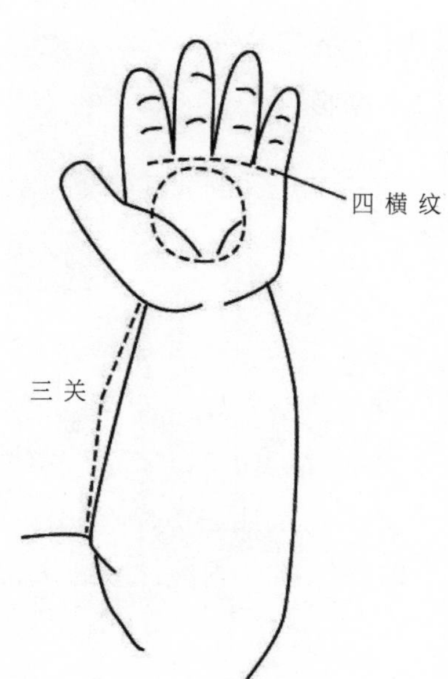

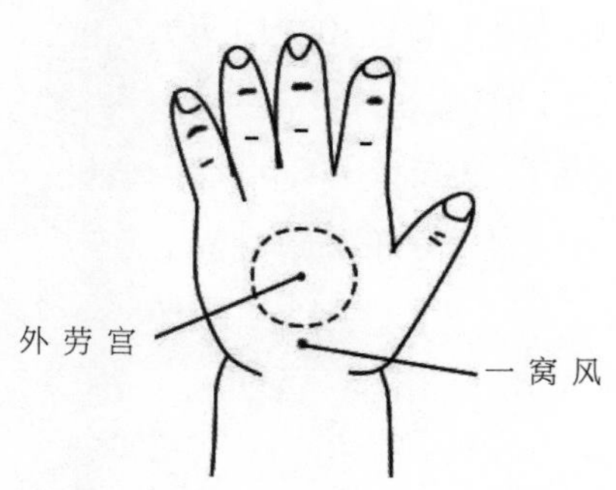

图3-40

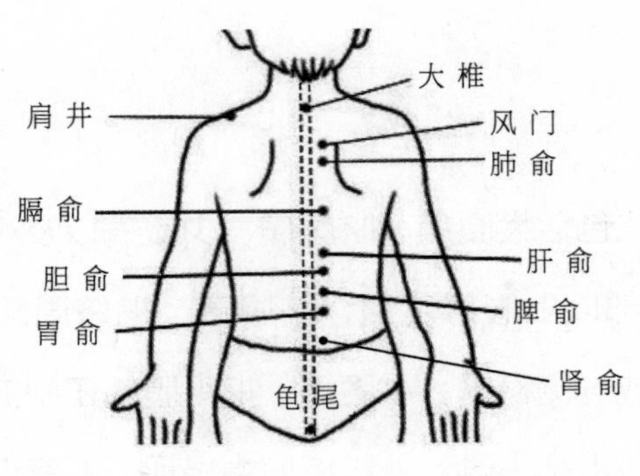

图3-40 穴位选取

● **操作手法**

（1）捏脊，每捏1遍后加按揉肝俞、胆俞、肾俞、胃俞以及膈俞等背俞穴。

（2）揉外劳宫。

（3）推三关和四横纹。

（4）掐揉一窝风。

（5）摩腹。

七、胃炎

胃炎是由多种病因导致的胃黏膜炎症。分为急性和慢性两类，前者多为继发性；后者多为原发性，更为多见。

本病属中医“胃痺”“胃络痛”“胃痞”等范畴。本病病因病机的较早描述是《黄帝内经·素问》：“寒气客于肠胃之间，膜原之下，血不得散，小络急引，故痛。”

临床表现

（1）**急性胃炎** 表现为食欲减退、恶心以及呕吐。常有不同程度的上消化道出血，吐出咖啡渣样物，呕血或者黑粪。但是腹痛不明显。轻症很快痊愈，大量出血可发生休克。

（2）**慢性胃炎** 除少数患者外，多数存在不同程度的消化道症状，病程迁延。常见症状为脐周疼痛，婴幼儿腹痛可仅表现为不安及正常进食行为改变，年长儿症状似成人，常诉上腹痛。和溃疡病在进食后疼痛减轻不同，胃炎患儿进食后疼痛常加剧，在进食之后立即出现。由胆汁反流所致者，常有持续性上腹部不适感或疼痛，进食后加重，可伴有恶心与胆汁性呕吐。本病患儿常有厌食、消瘦以及贫血。可有少量上消化道出血，大量出血少见。胃窦胃炎的症状有时与消化性溃疡相似，没有明显体征，偶有上腹部压痛。

（3）**实验室及其他检查**

① 血常规：急性期中性粒细胞计数大多增高。

② 内镜和活组织检查：急性胃炎由于病变浅表，X线钡餐检查常阴性，所以需进行内镜检查。主要变化为胃黏膜充血、水肿，表面有片状渗出物及黏液，黏膜皱襞上有潜在细小的出血点、糜烂或小脓肿。慢性胃炎表现为胃黏膜充血、水肿，可有糜烂、出血。胃镜观察也可正常，所以均需组织学检查。黏膜固有层有广泛的淋巴细胞与浆细胞浸润，胃腺正常，常与溃疡病伴发。

③ 幽门螺杆菌（Hp）检查：可进行细菌培养、组织银染色以及尿素酶活性试验，或同时测定血清Hp特异性IgG抗体。

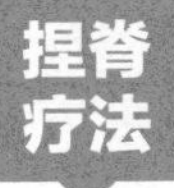

方法一

穴位选取 脾经、胃经、三关、外劳宫、神阙、天枢、脾俞、胃俞（图3-41）。

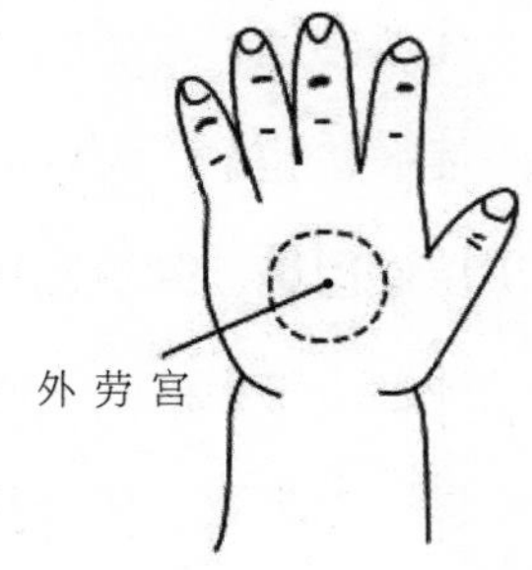

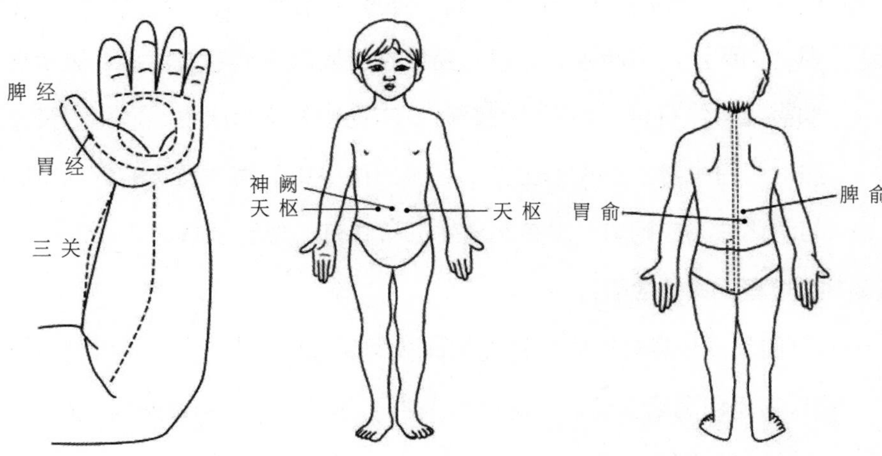

图3-41 穴位选取

操作手法 补脾经300次，补胃经300次，推三关100次，揉外劳宫100次，揉神阙和天枢各50次；逆时针方向摩腹5分钟，振腹1分钟；常规手法捏脊10遍，按揉脾俞和胃俞各50次。

操作间隔 每日或者隔日治疗1次，7天为一个疗程。

主治 胃炎寒邪犯胃证。

方法二

● **穴位选取** 脾经、大肠、天河水、六腑、神阙、天枢、脾俞、胃俞（图3-42）。

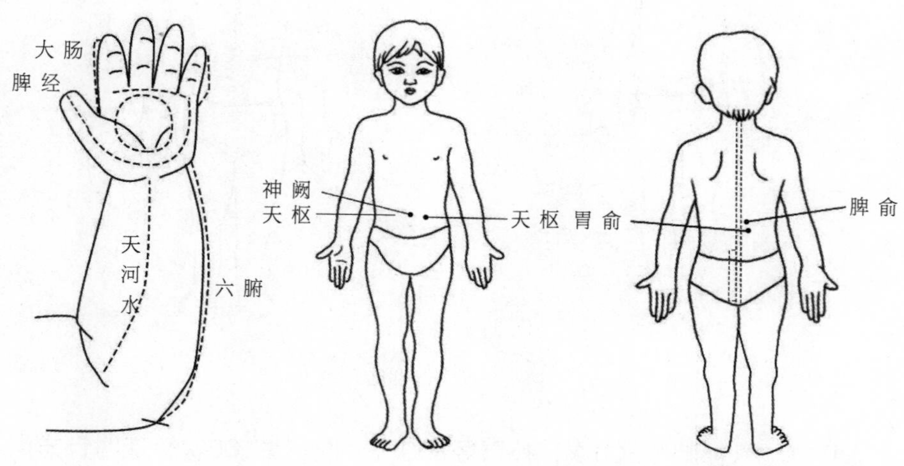

图3-42 穴位选取

● **操作手法** 补脾经100次，清大肠300次，清天河水100次，退六腑100次；顺时针方向摩腹3分钟，揉神阙和天枢100次；常规手法捏脊10遍，手法和缓，重点揉按脾俞和胃俞。

● **操作间隔** 每日或者隔日治疗1次，7天为一个疗程。

● **主治** 胃炎湿热中阻证。

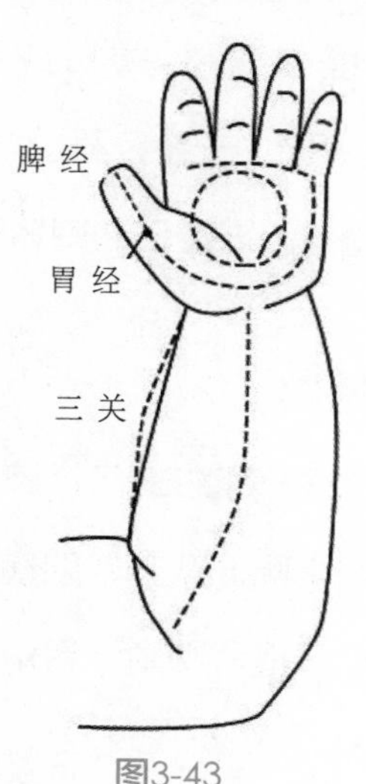

图3-43

方法三

● **穴位选取** 脾经、胃经、三关、神阙、气海、关元、肝俞、胆俞、脾俞、胃俞、血海、足三里（图3-43）。

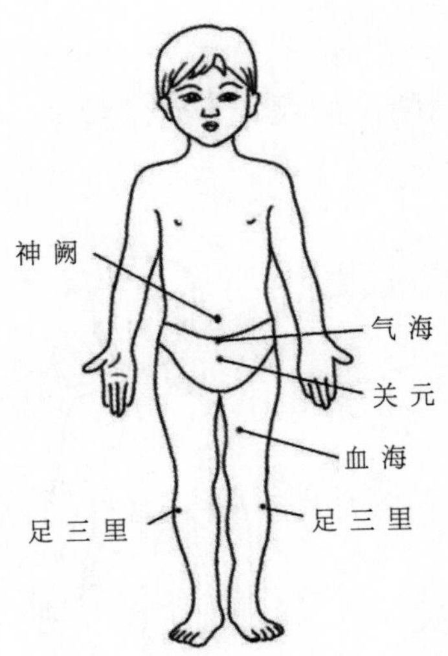

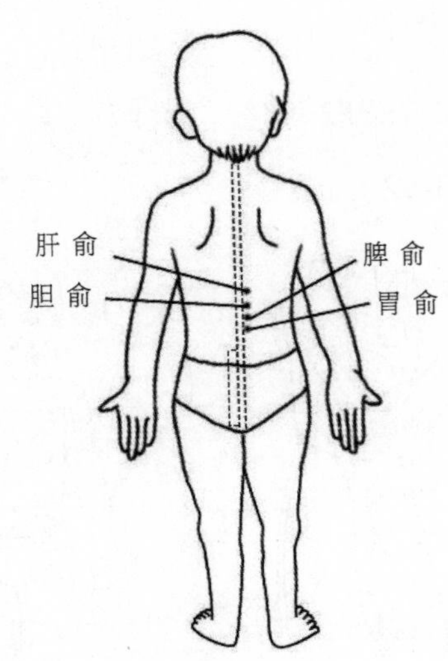

图3-43 穴位选取

操作手法 补脾经300次；补胃经300次；推三关100次；逆时针方向摩腹5分钟，振腹1分钟；三指揉神阙、气海以及关元各50次；常规手法捏脊10遍；按揉肝俞、胆俞、脾俞、胃俞、血海以及足三里，每穴50次。

操作间隔 每日或者隔日治疗1次，7天为一个疗程。

主治 胃炎日久脾肾亏虚证。

方法四

穴位选取 板门、脾经、胃经、大肠、小肠、八卦、四横纹、中脘、神阙、天枢、脾俞、胃俞（图3-44）。

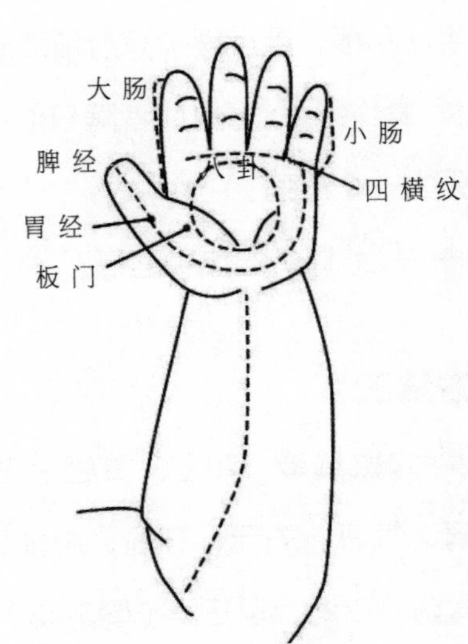

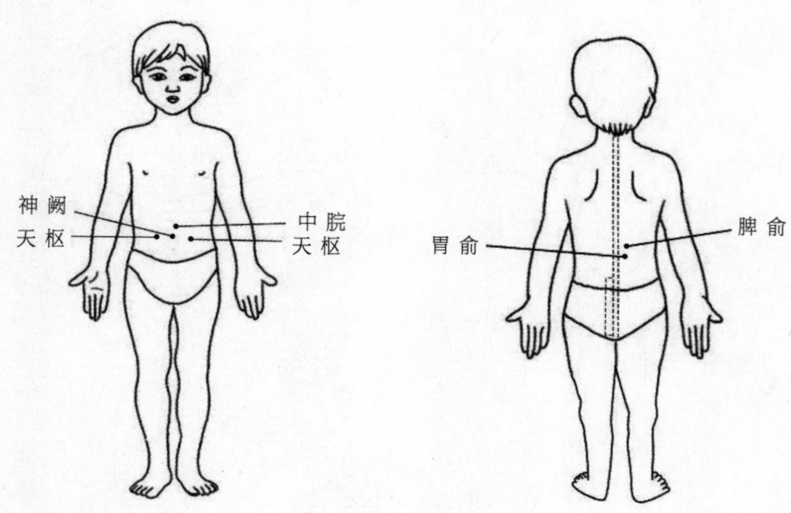

图3-44 穴位选取

操作手法 揉板门100次；补脾经300次；清胃经100次；清大肠300次；清小肠100次；运八卦50次；推四横纹50次；顺时针方向摩腹3分钟；摩中脘100次；揉神阙和天枢各50次；常规手法捏脊10遍，手法和缓，重点揉按脾俞、胃俞。

操作间隔 每日或者隔日治疗1次，7天为一个疗程。

主治 胃炎饮食停滞证。

方法五

穴位选取 脾经、胃经、肝经、胁肋、期门、章门、肝俞、胆俞、脾俞、胃俞、阳陵泉、足三里（图3-45）。

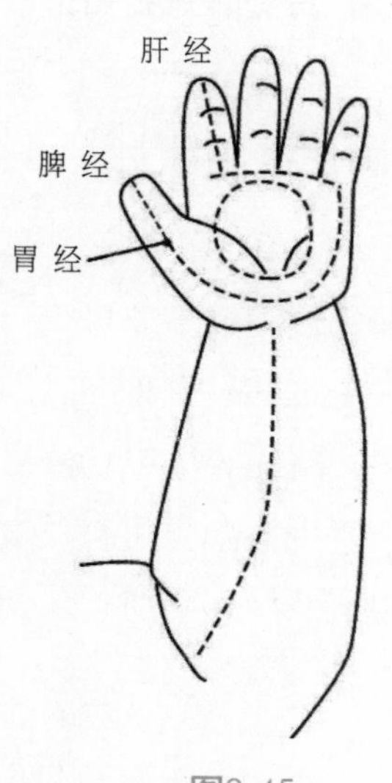

图3-45

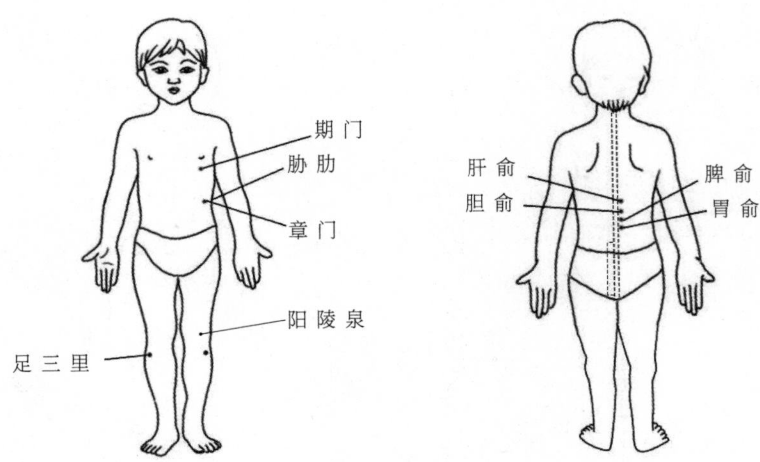

图3-45 穴位选取

操作手法 补脾经300次；补胃经300次；清肝经100次；顺时针方向摩腹5分钟；搓摩胁肋3分钟；三指揉期门、章门各50次；常规手法捏脊10遍；按揉肝俞、胆俞、脾俞、胃俞、阳陵泉以及足三里，每穴50次。

操作间隔 每日或者隔日治疗1次，7天为一个疗程。

主治 胃炎肝气犯胃证。

八、消化性溃疡

消化性溃疡主要是指胃、十二指肠黏膜以及其深层组织的局部缺损。本病是一种多基因遗传病。目前认为，其发病同胃酸分泌过多、胃黏膜屏障功能减弱以及幽门螺杆菌感染有关，不同年龄临床表现不一，可有反复发作性腹痛及呕吐，不明原因贫血，突然出现头晕、呕血、黑便甚至休克等，而年龄越小症状越不典型。

本病可发生于任何年龄小儿，男女比例为（2～3）：1，6岁以后十二指肠溃疡和胃溃疡之比为（3～12）：1。原发性溃疡以十二指肠溃疡为主，大多为慢性，常见于学龄儿童和青少年；继发性溃疡以胃的急性溃疡为主，新生儿和婴幼儿较易发生。

中医称本病为“胃疡”“胃脘痛”。《黄帝内经·灵枢》中说“胃病者，腹膜胀，胃脘当心而痛”是对本病的较早描述。《景岳全书·心腹痛》对本病病因病理和治疗方法进行了详细概括，指出：“胃脘痛证，多有因食、因寒、因气不顺者。然因食因寒，亦无不皆关于气。盖食停则气滞，寒留则气凝。所以治痛之要，但察其果属实邪，皆当以理气为主。”如果并发消化道出血者，则属血证范畴。

临床表现

（1）**症状** 小儿消化性溃疡可以发生在任何年龄，不同年龄临床表现不一，年龄越小症状越不典型。

① 新生儿期多为应激性溃疡，以突然上消化道出血及穿孔为主要特征。发病急骤，出现便血、呕血、腹胀、休克，常没有前驱症状，易被误诊。

② 婴幼儿期主要症状是反复呕吐、生长发育不良和消化道出血。

③ 学龄前期原发性溃疡渐增多，急性溃疡减少，十二指肠溃疡多于胃溃疡。主要症状包括脐周不规则疼痛，反复呕吐及出血等。

④ 学龄期临床症状渐和成人接近。腹痛为主要表现，大多呈间歇性上腹痛或者脐周痛，与进食无关，有时进食后可缓解，但是数小时后疼痛又再发作，有时为夜间痛。有些患儿还可出现嗳气、反酸、便秘以及消瘦。也有患儿过去无慢性上腹痛史，突然出现呕吐、黑便以及昏厥甚至休克表现，或由于慢性贫血而被发现有溃疡病。

（2）**体征**　单纯的胃、十二指肠溃疡有时没有明显体征，检查时可发现上腹正中或偏右可有深部压痛，或脐上部压痛。后壁溃疡和周围组织广泛粘连穿孔者，可扪到肿块。

（3）**实验室及其他检查**

① X线钡餐检查　龛影是溃疡的确诊依据。胃大弯侧痉挛性切迹、局部压痛、十二指肠球部激惹、充盈不佳以及畸形等仅能提示，但不能确诊。X线钡餐造影的诊断准确性大约为60%，气钡双重造影可使黏膜显示清晰，但是小儿常不能配合完成。

② 纤维胃镜检查　确诊率达95%以上。其优点是不仅能直接发现病变，确诊率高，而且可以做黏膜活检及直接止血、息肉摘除等治疗，同时还可摄影、录像留作记录。在上消化道出血等紧急情况下，出血24～48小时内应当尽可能进行急症检查，及时明确出血原因。儿童进行胃镜检查是安全的，但必须严格掌握适应证和禁忌证。

捏脊疗法

方法一

● **穴位选取** 脾经、肾经、三关、外劳宫、中脘、神阙、足三里、龟尾、大椎（图3-46）。

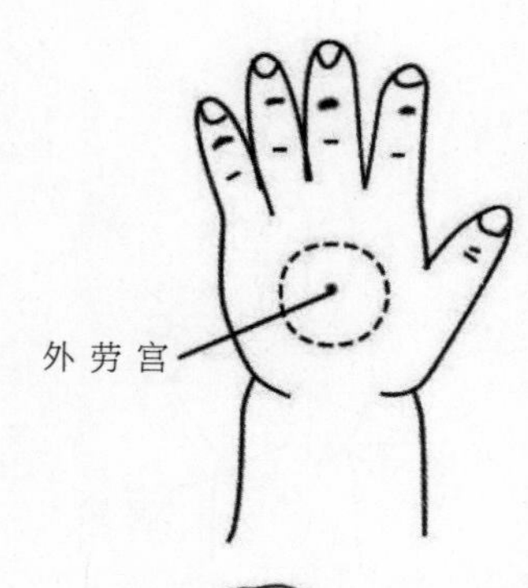

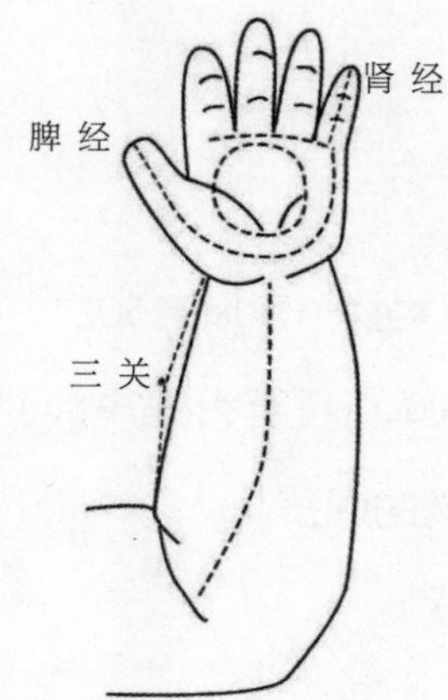

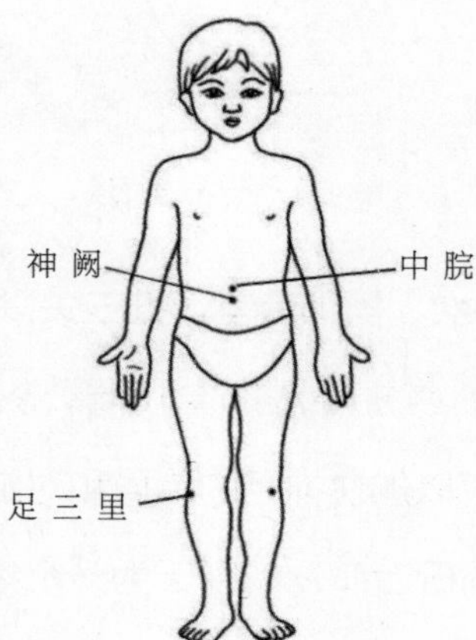

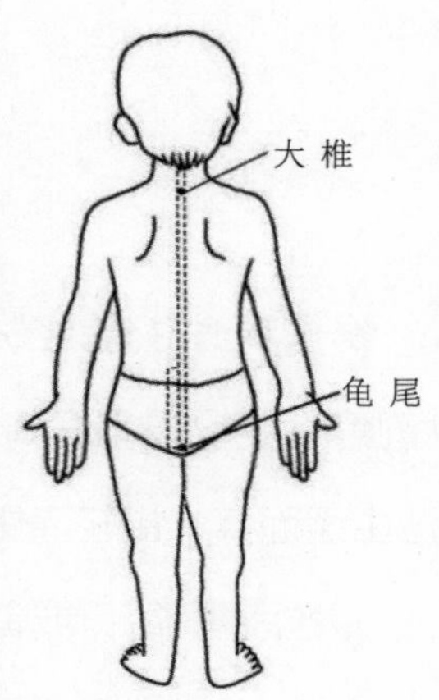

图3-46 穴位选取

● **操作手法** 补脾经、肾经各300次；推三关、揉外劳宫各50次；揉中脘50次；补法揉神阙50次；按揉足三里50次；常规手法捏脊10遍，从龟尾直捏至大椎穴，手法和缓而疾，调整脏腑。

● **操作间隔** 每日或者隔日治疗1次，7天为一个疗程。

● **主治** 消化性溃疡虚寒痛。

方法二

● **穴位选取** 脾经、外劳宫、三关、一窝风、龟尾、大椎（图3-47）。

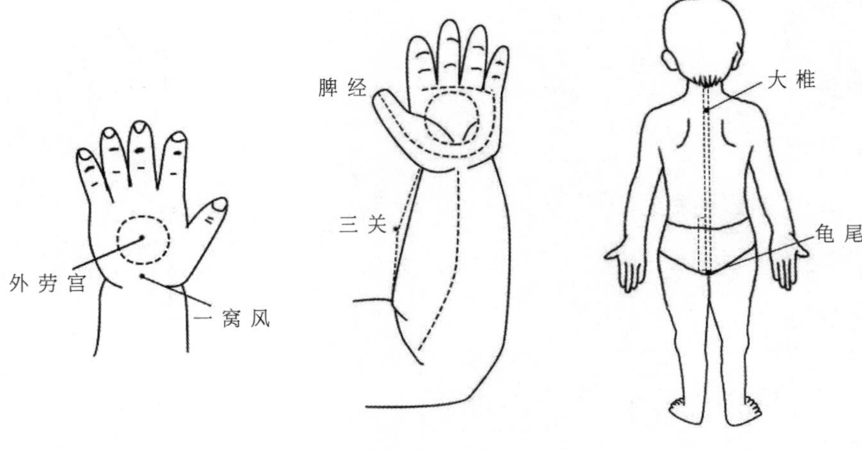

图3-47 穴位选取

● **操作手法** 补脾经300次；揉外劳宫、推三关以及掐揉一窝风各50次；摩腹5分钟，拿肚角5次；常规手法捏脊10遍，从龟尾直捏至大椎穴，手法由缓而疾，由轻而重，以加快神经的传导和对脏腑的调整。

● **操作间隔** 每日或者隔日治疗1次，7天为一个疗程。

● **主治** 消化性溃疡寒证。

方法三

● **穴位选取** 脾经、板门、八卦、大肠、一窝风、中脘、天枢、肚角、足三里、龟尾、大椎（图3-48）。

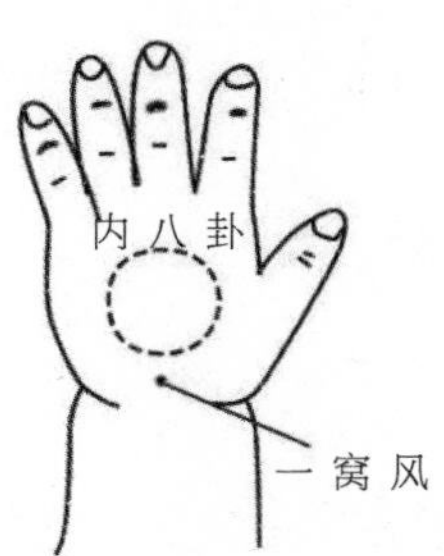

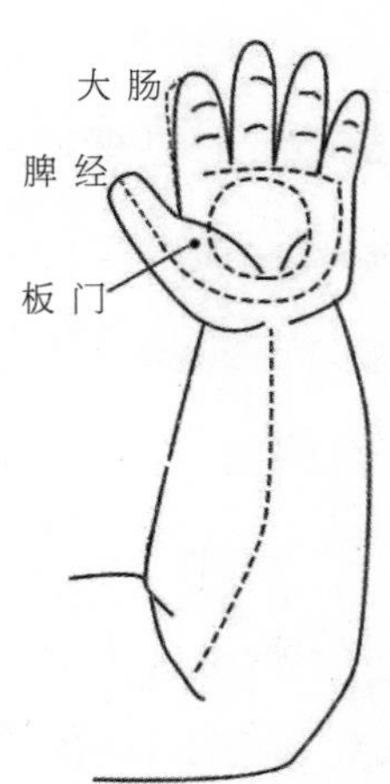

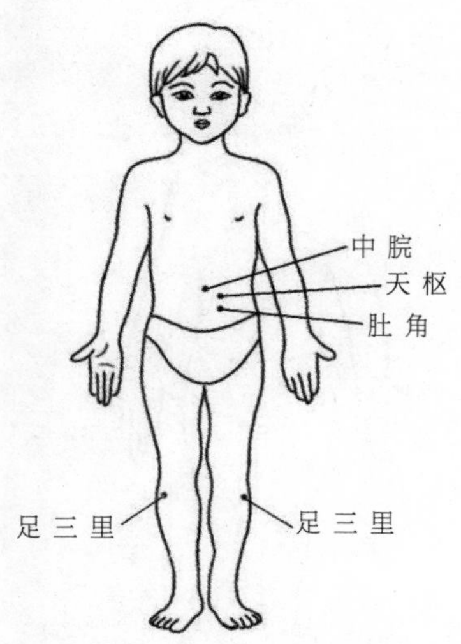

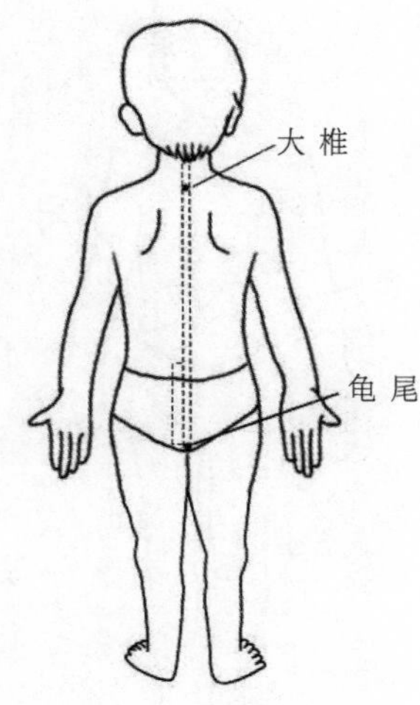

图3-48 穴位选取

● **操作手法** 补脾经300次；运板门、运八卦、清大肠以及揉一窝风各50次；揉中脘、揉天枢各50次；摩腹3分钟；分推腹阴阳100次，拿肚角5次；揉足三里50次；常规手法捏脊10遍，从龟尾直捏至大椎穴，手法由缓而疾，从轻而重，以加快神经的传导和对脏腑的调整。

● **操作间隔** 每日或者隔日治疗1次，7天为一个疗程。

● **主治** 消化性溃疡伤食痛。

方法四

● **穴位选取** 大肠、天河水、六腑、脐、天枢、龟尾、大椎（图3-49）。

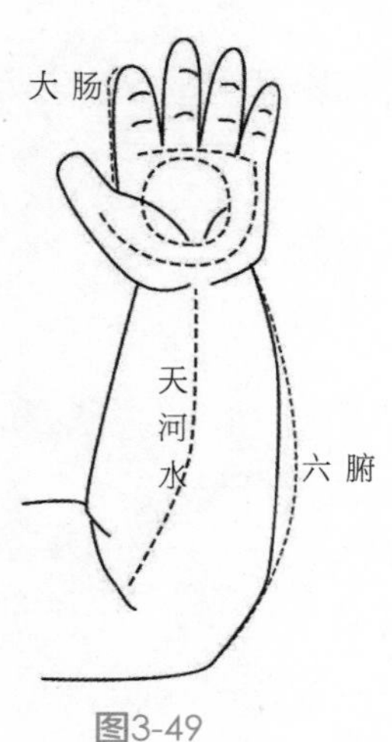

图3-49

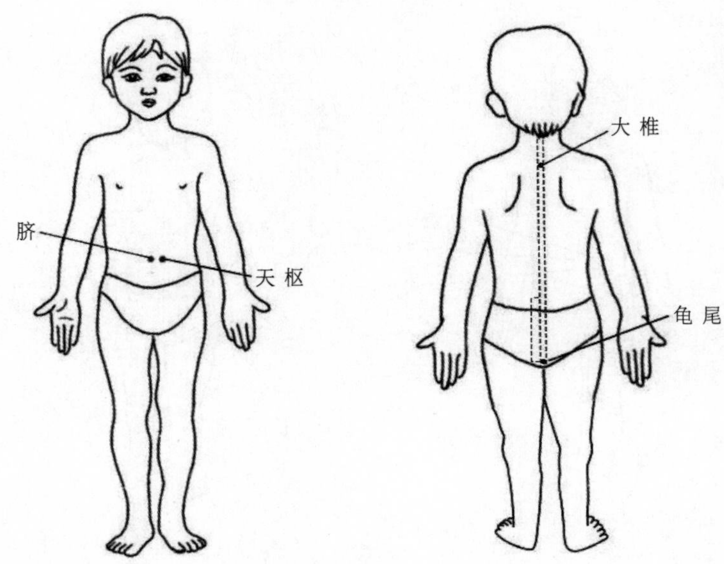

图3-49 穴位选取

操作手法 清大肠300次；清天河水50次；退六腑100次；顺时针方向摩腹3分钟；揉脐和天枢各50次；常规手法捏脊10遍，从龟尾直捏至大椎穴，手法由缓而疾，由轻而重，以加快神经的传导和对脏腑的调整。

操作间隔 每日或者隔日治疗1次，7天为一个疗程。

主治 消化性溃疡热证。

九、呃逆

呃逆指的是胃气冲逆而上，以喉间呃呃有声为特征的一种病证，俗称打嗝。

临床表现

主要表现为以喉间呃呃连声，声短而频，不能自止，常伴有胸膈痞闷、胃脘嘈杂灼热、嗳气、情绪不安等症，为婴儿期一种常见的症状。有时小儿打嗝的时间可持续5～10分钟，看起来好像很难受的样子，但是，打嗝本身对孩子的健康并无任何不良影响，不必担心。通常情况下，满3个月后，调节横膈膜的神经发育趋于完好后，打嗝的现象会自然好转。

捏脊疗法

穴位选取 大椎、肩井、风门、肺俞、脾俞、胃俞、气海俞、关元俞、龟尾、三关、天河水、板门（图3-50）

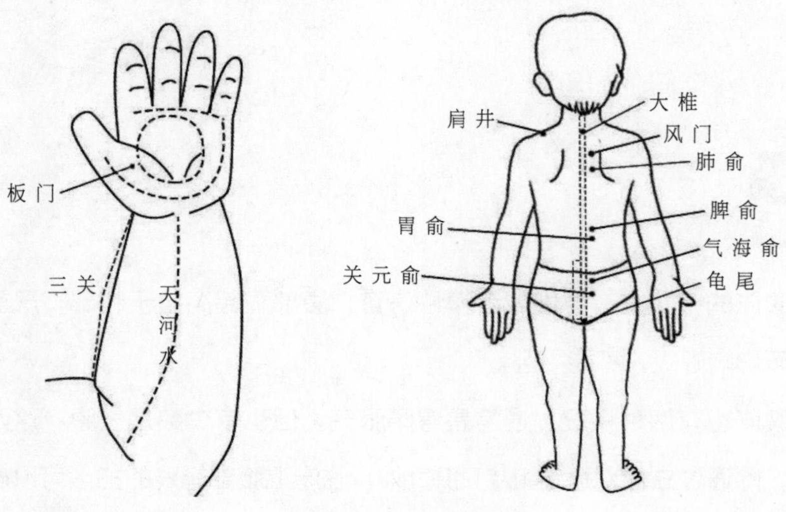

图3-50 穴位选取

操作手法

（1）常规手法捏脊3～5遍，双手捏拿患儿颈部和背部脊柱两侧夹脊穴与背俞穴。每捏1遍后轻轻按揉双侧脾俞、胃俞、气海俞以及关元俞等背俞穴。

（2）清天河水。

（3）揉板门。

（4）推三关。

十、腹胀

小儿的消化器官发育不完善，消化功能较弱，并且饮食多不能自我约束，容易发生消化不良，表现为腹胀、恶心呕吐、食欲减退以及烦躁哭闹等。芹菜、竹笋、黄豆、豌豆、馒头、冰淇淋、面包、蛋糕及碳酸饮料等食物易引起腹胀；过硬而不易消化的食物、生冷及过分油腻的食物易损伤脾胃，出现腹胀，都要尽量少吃。

临床表现

腹胀的患儿多有急性或者慢性病容，腹部隆起高出于胸部，严重的腹胀可影响呼吸，不能平卧。

腹胀也有两种情况，通常是胃肠胀气，但也有少数是气腹，这两种情况，除通过立位X线检查膈下积气外，临床上腹部轻浅的拍诊可以感到气腹较空软，而肠内胀气可摸到肠形。

捏脊疗法

按摩有健脾和胃、消食导滞、消除胀满的作用，对于防治腹胀有很好的效果。

穴位选取 关元俞（图3-51）。

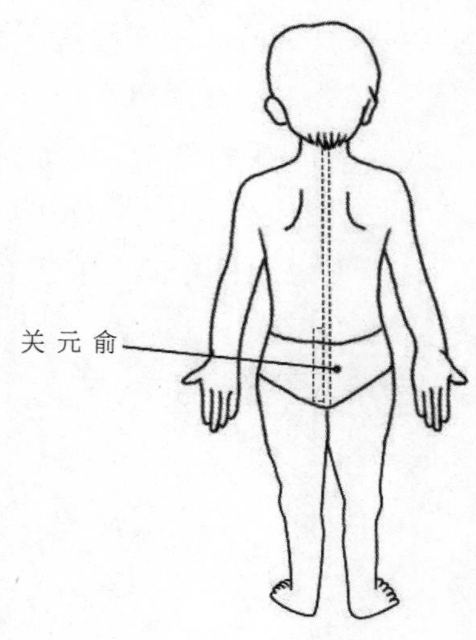

图3-51 穴位选取

操作手法

（1）**捏脊** 捏脊3遍，当按捏到背部的关元俞穴时，稍用力向上提3次，然后配合按、揉关元俞穴，分梳背部。

（2）**按关元俞** 两手拇指分别放在关元俞穴，以指端点按，一按一松，连按21次。

（3）**揉关元俞** 两手拇指分别放在关元俞穴，以指腹按揉3分钟。

（4）**分梳背部** 双手十指屈曲作梳，如梳头一般，分别从脊椎处向两侧梳搔，用力稍重、持续均匀地梳动，由颈后开始逐步下移，至骶尾处为止。

十一、流涎

流涎又称滞颐，主要表现是小儿涎液不自觉地从口中流溢，浸渍于两颐及胸前，不仅衣服被浸润而常湿，且口腔周围潮红，甚或出现粟样红疹和糜烂，俗称为小儿流口水。本病常见于3岁以内的小儿，四季都可发病。刚出生的婴儿，由于嘴的容积比较小，还不会调节口水，因此有时候流出来是正常的。但如果1岁以上孩子口水流的过多，甚至口水从嘴角流出来还不知道，这就是病态了。因为常流涎，常可导致小儿口唇周围发疹，皮硬，色暗红；因涎黏，导致口面污染，发生呕吐、腹泻等。

临床表现

（1）**脾胃湿热**　流涎黏稠，口气臭秽，腹胀，食欲减退，大便秘结或热臭，小便黄赤，舌红，苔黄腻，脉滑数，指纹色紫。

（2）**脾气虚弱**　流涎清稀，口淡无味，面色萎黄，懒言乏力，肌肉消瘦，饮食减少，大便稀薄，舌质淡红，脉虚弱，苔薄白，指纹淡红。

此外，正常小儿在出牙期间，常有口水流出，不属病态。

捏脊疗法

穴位选取 大椎、肩井、风门、肺俞、厥阴俞、脾俞、胃俞、龟尾、足三里、三关、天河水、脾经、颊车（图3-52）

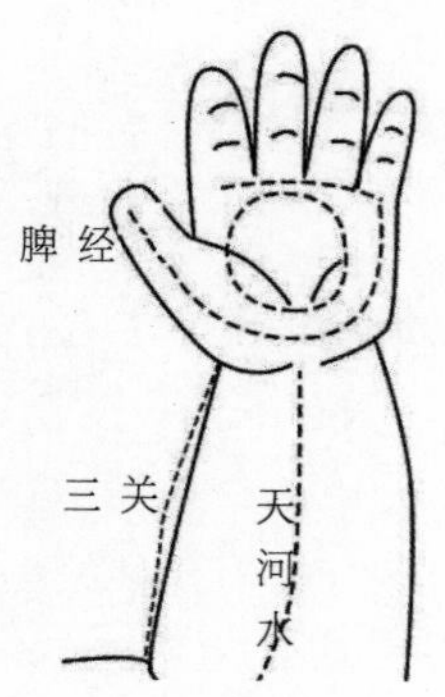

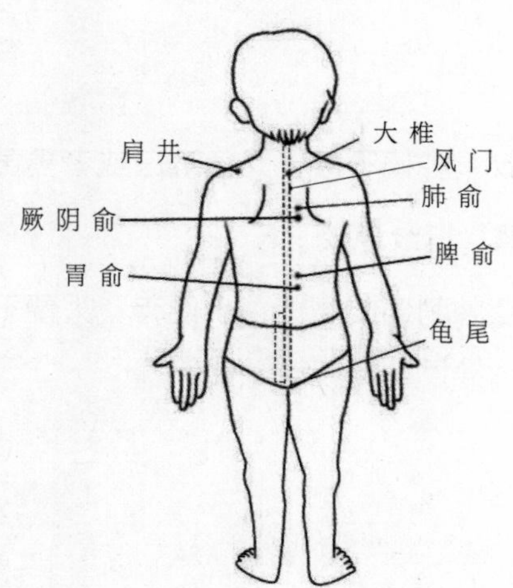

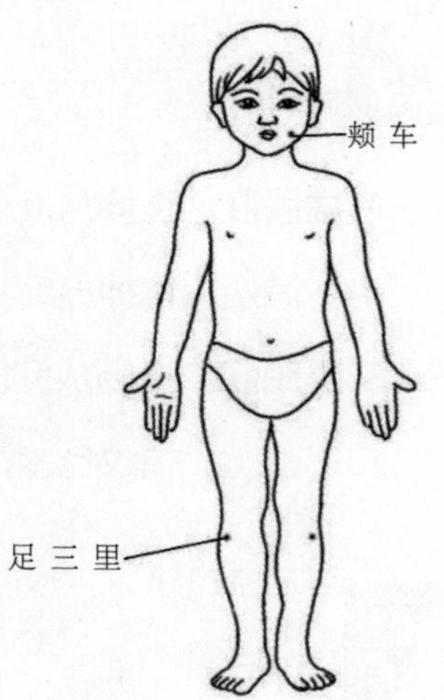

图3-52 穴位选取

操作手法

（1）常规手法捏脊3～5遍，重提脾俞、胃俞以及厥阴俞。

（2）按揉足三里穴。

（3）清补脾经。

（4）清天河水。

（5）揉颊车。

（6）推三关。

十二、脱肛

脱肛指的是直肠从肛门脱垂的一种病症，是小儿常见病之一，多见于1～3岁小儿。

临床表现

（1）**气虚脱肛**　直肠从肛门脱出不收，肿痛不甚，面色㿠白或者萎黄，形体消瘦，精神萎靡，舌淡苔薄，指纹色淡。

（2）**实热脱肛**　直肠从肛门脱出，红肿刺痛或瘙痒，小便赤，大便干，口干苔黄，指纹色紫。

捏脊疗法

方法一

● **穴位选取**　脾经、肺经、大肠、三关、百会、龟尾、脾俞、肾俞、大肠俞、上七节骨、大椎（图3-53）

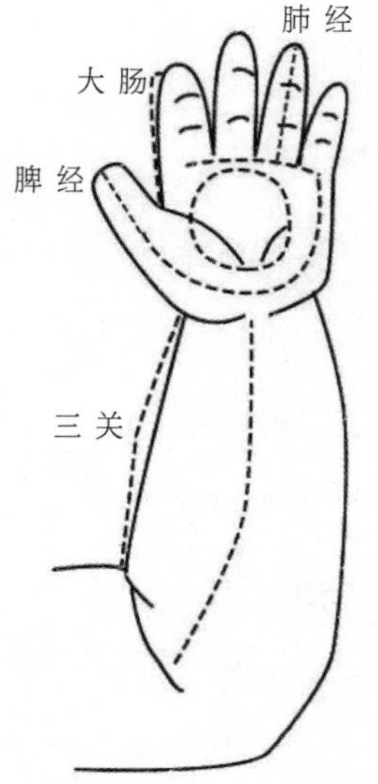

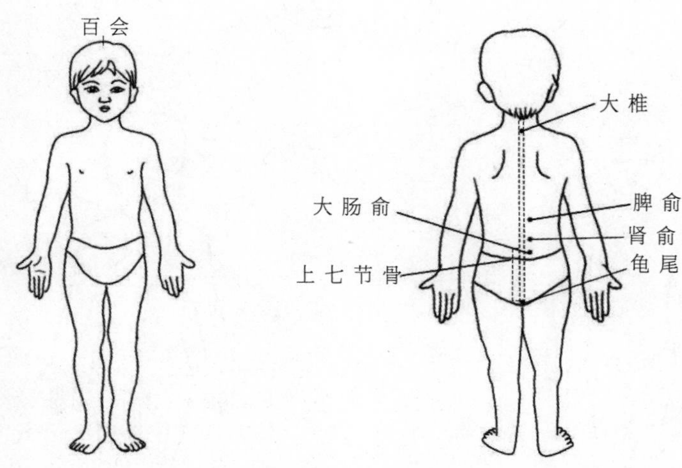

图3-53 穴位选取

● **操作手法** 补脾经、补肺经、补大肠各300次；按揉百会和揉龟尾各50次；推三关100次；揉脾俞、肾俞、大肠俞各50次；推上七节骨100次；常规手法捏脊10遍，从龟尾直捏至大椎穴，手法由缓而疾，由轻而重。

● **操作间隔** 每日治疗1次，10天为一个疗程。

● **主治** 气虚脱肛证。

方法二

● **穴位选取** 脾经、大肠、小肠、六腑、天枢、膊阳池、下七节骨、龟尾、大椎（图3-54）。

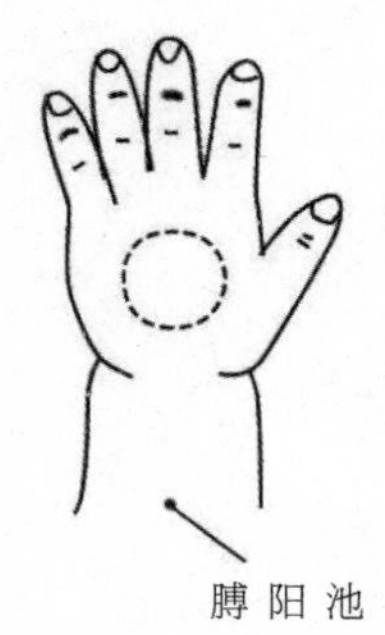

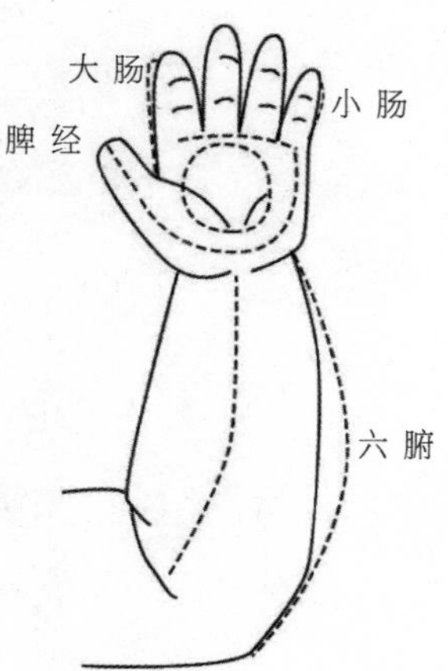

图3-54

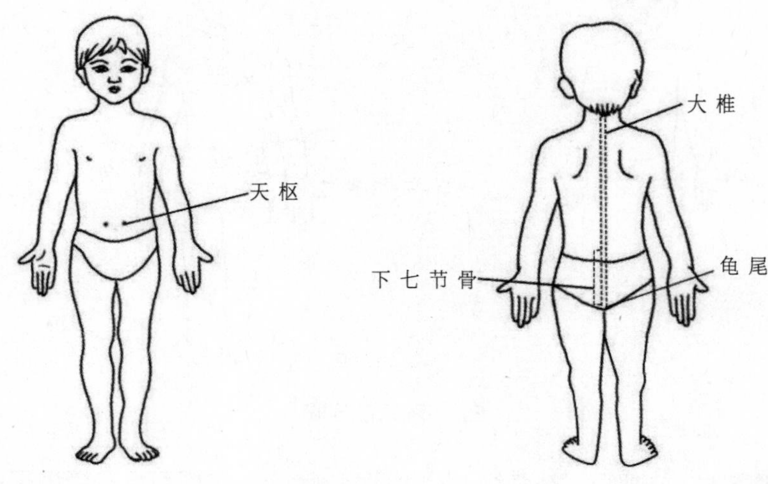

图3-54 穴位选取

● **操作手法** 清脾经、清大肠、清小肠各300次；退六腑100次；揉天枢和揉膊阳池各50次；推下七节骨100次；揉龟尾50次；常规手法捏脊10遍，从龟尾直捏至大椎穴，手法由缓而疾，由轻而重。

● **操作间隔** 每日治疗1次，10天为一个疗程。

● **主治** 实热脱肛证。

第四节 泌尿系统疾病

一、遗尿

小儿遗尿症又称为非器质性遗尿症或功能性遗尿症，通常指儿童5岁后仍不自主地排尿而尿湿裤子或者床铺，但没有明显的器质性病因。小儿不自觉地排尿，睡中自出者，俗称尿床。常见于3岁以上的小儿。多由于肾气不足，膀胱寒冷，下元虚寒，或病后体质虚弱，脾肺气虚，或者不良习惯所致。

临床表现

小儿遗尿多见于10岁以下的儿童。夜间遗尿的儿童中，男孩为女孩的2倍，且有明显的家族遗传性。

遗尿通常可以分为两种，由其他原因引起的尿床叫继发性遗尿症，而不是由其他疾病导致的尿床称为原发性遗尿症。原发性遗尿症的确切病因目前还不是很清楚。

捏脊疗法

穴位选取 大椎、肩井、风门、肺俞、心俞、脾俞、命门、肾俞、膀胱俞、八髎、龟尾、关元、三阴交、太溪、肾经（图3-55）。

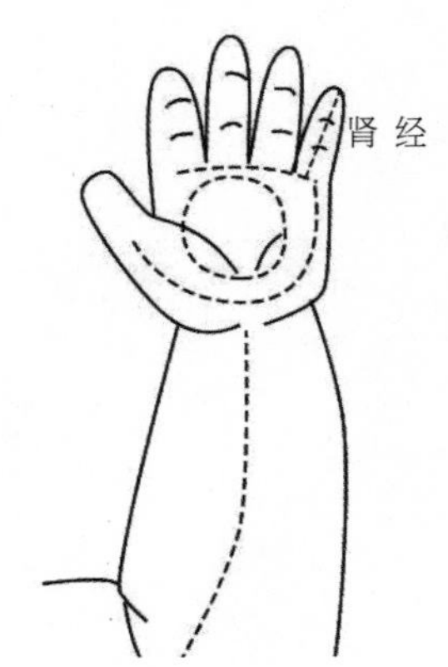

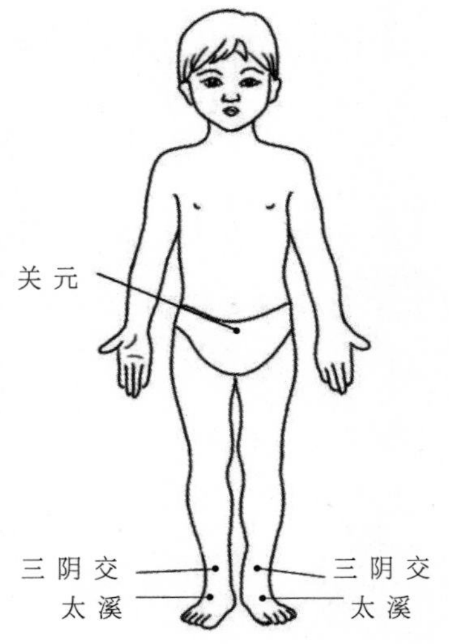

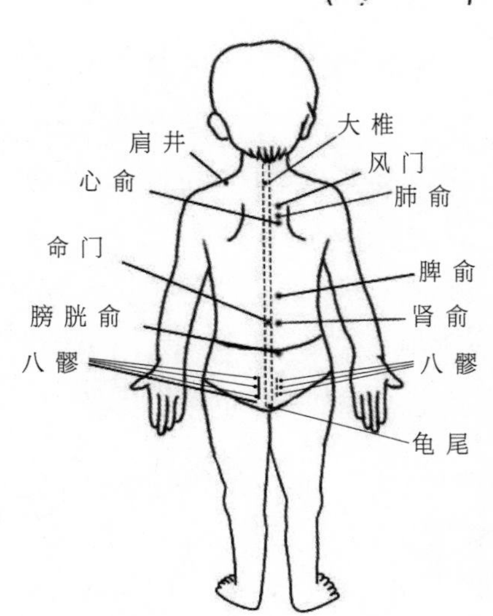

图3-55 穴位选取

操作手法

（1）常规手法捏脊3～5遍，当捏至八髎、关元、肾俞、脾俞、心俞、肺俞以及膀胱俞等穴位时，重点提捏。

（2）按揉太溪穴和三阴交穴。

（3）补肾经。

二、尿频

小儿尿频分为病理性（由疾病引起的）与生理性。若是精神因素引起的小儿尿频，以分散孩子想尿尿的注意力，可能是饮食性的多尿。如果尿频同时每次尿量多，而没有其他表现的话，要注意是否喝水太多了。

临床表现

尿频是以小便频数为特征的病症，主要表现为起病急，以小便频数，淋漓涩痛，或者伴发热、腰痛等为特征。婴儿往往尿频、尿急以及尿痛的局部症状不突出，而表现为高热等全身症状。尿频包括尿路感染及白天尿频综合征等疾病，以尿路感染居多。多属于中医“淋证”中热淋的范畴。经恰当治疗，通常预后良好。

捏脊疗法

方法一

- **穴位选取** 膀胱俞（图3-56）。
- **操作手法**

（1）**捏脊** 捏脊3遍，当按捏到骶部的膀胱俞穴时，稍用力向上提3次，

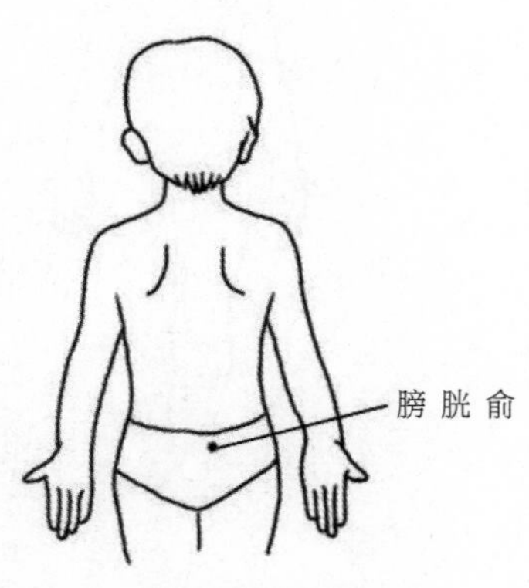

图3-56 穴位选取

然后配合按、揉膀胱俞穴，摩腰背部。

（2）**按膀胱俞** 两手拇指放在骶部的膀胱俞穴，用指端着力点按，一按一松，连按21次。

（3）**揉膀胱俞** 两手张开，分别放在骶部的膀胱俞穴，以掌根着力按揉，和缓地揉动3分钟。

（4）**摩腰背** 两手张开，分别放在脊椎两侧，以掌根从腰骶部开始摩动，每摩动数次向上移动一些，一直摩到第1胸椎处为止。

方法二

● **穴位选取** 肩井、大椎、风门、肺俞、心俞、脾俞、命门、肾俞、膀胱俞、八髎、龟尾、三阴交、太溪、三关、天河水、胃经、小肠（图3-57）。

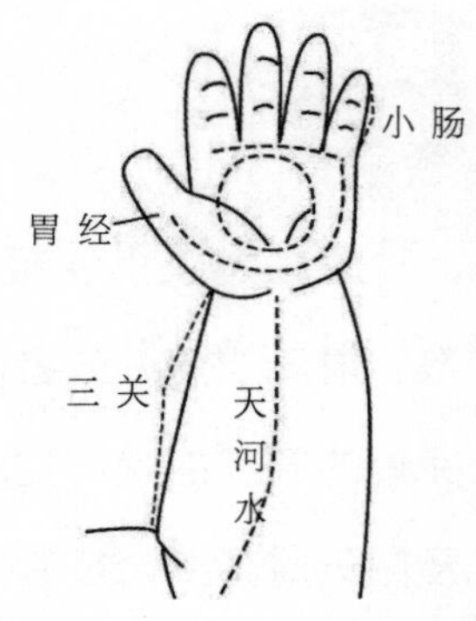

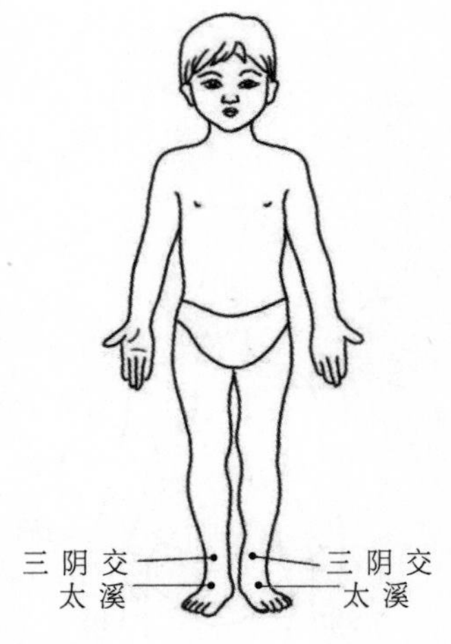

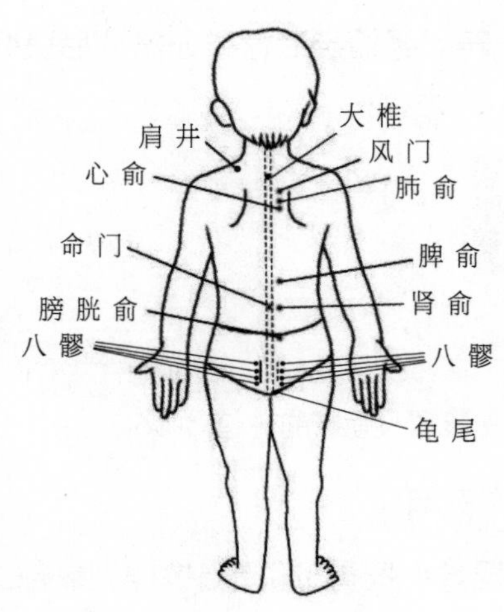

图3-57 穴位选取

操作疗法

（1）常规手法捏脊3～5遍，当捏至八髎、关元、肾俞、脾俞、心俞、肺俞以及膀胱俞等穴位时，重点提捏。

（2）脾肾气虚型：按揉三阴交穴；推三关。

（3）湿热下注型：清天河水、清胃经以及推小肠经。

三、慢性肾小球肾炎

慢性肾小球肾炎简称慢性肾炎，是由多种病因及病理类型组成的一组原发性肾小球疾病。临床特点是病程长，发展缓慢，症状可轻可重，多有一个没有症状的尿检异常期，然后出现不同程度的水肿、蛋白尿、镜下血尿，可以伴高血压和（或）氮质血症及进行性加重的肾功能损害。

临床表现

慢性肾小球肾炎最明显的表现是水肿，除水肿外，还有高血压、蛋白尿、血尿和不同程度的肾功能损害，患儿常有乏力、厌食、低热、腰酸以及腰痛等症状。慢性肾炎是一种难治性疾病，是导致慢性肾衰竭的重要原因之一。

捏脊疗法

防治慢性肾炎，要重视消除各种诱发因素；采用低盐饮食，以限制盐分的摄入，水肿者还要限制饮水量；多食用含维生素丰富的蔬菜及水果。捏脊，尤其是对腰肾部位的和缓刺激，对慢性肾炎的防治是较为有利的。

穴位选取 肾俞（图3-58）。

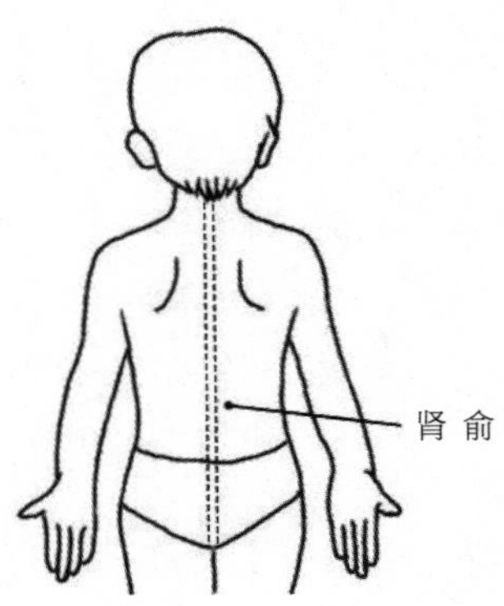

图3-58 穴位选取

（1）**捏脊** 捏脊3遍，当按捏到腰背部的肾俞穴时，稍用力向上提3次，然后配合揉肾俞穴，摩腰椎，揉脊柱。

（2）**揉肾俞** 两手拇指分别放在腰背部的肾俞穴，用指腹和缓有力地揉动1分钟。

（3）**摩腰椎** 一手四指并拢，以掌指在肾俞穴处摩动，至局部有发热感为止。

（4）**揉脊柱** 一手拇指放在骶尾骨处，沿着脊柱由下往上按揉，连揉3遍。第一遍揉动作宜轻，第二遍用力应加重，第三遍再由重到轻。

••• 第五节 •••
五官系统疾病

一、近视

小儿近视属于屈光不正的一种，与成人近视的特点有所不同。近视（近视眼）指的是眼睛在调节放松时，平行光线通过眼的屈光系统屈折后点落于视网膜之前的一种屈光状态。小儿近视指的是发病为儿童时期，存在调节异常、呈进展性、易受多因素干扰的特点。

临床表现

轻度或中度近视，除视远物模糊外，没有其他症状。高度近视的前房较深，瞳孔较大，眼球因前后轴长而显得稍有突出。在视盘颞侧可见白色或者灰白色新月形斑，叫做近视半月斑，这是由于巩膜向后伸长，视网膜色素上皮和脉络膜与视盘颞侧边缘脱开，露出巩膜或者部分脉络膜与巩膜之故。后极部巩膜不断向后扩张在黄斑部可出现膝裂样条纹及视网膜下新生血管，附近视网膜、脉络膜出现斑块状萎缩变性，造成后巩膜葡萄肿。黄斑部常有色素增生，甚至出血，形成萎缩斑。此种患儿还常伴有玻璃体液化、混浊，少数还可发生视网膜脱离和并发性白内障。轻度和中度近视，眼部没有特殊改变，但偶亦有近视半月斑及豹纹状眼底改变。近视眼日久可以造成集合功能不全，发生外斜视。

（1）**视力减退**　近视主要是远视力逐渐下降，视远物模糊不清，近视力正常，但是高度近视常因屈光间质混浊及视网膜、脉络膜变性导致，其远近视力都不好，有时还伴有眼前黑影浮动。

（2）**外斜视**　中度以上近视患者在近距离作业时很少或者不使用调节，相应地减弱辐辏作用，可诱发眼位向外偏斜，形成外斜视。

（3）**视力疲劳**　近视眼患者调节力很好，但是在近距离工作时需要过度使用辐辏力，这样破坏了调节与辐辏之间的平衡协调，造成肌性视疲劳症状。表现为眼胀、眼痛、头痛以及视物有双影虚边等自觉症状。

（4）**眼球突出**　高度近视眼因为眼轴增长，眼球变大，外观上呈现眼球向外突出的状态。

近视的发生多由用眼习惯不良造成。视物光线昏暗、书写阅读体位不正确、持续近距离使用目力、过多地看电视等，都是导致近视的原因；部分与遗传有关。

捏脊疗法

欲防治近视，平时要注意纠正不良用眼习惯，不要卧床看书，防止在过强灯光下或光线昏暗处看书，看书写字1小时后，要闭目养神或远眺片刻。配合按摩，通过经穴的作用，能起到一定的近视作用。

● **穴位选取** 中枢（图3-59）。

● **操作手法**

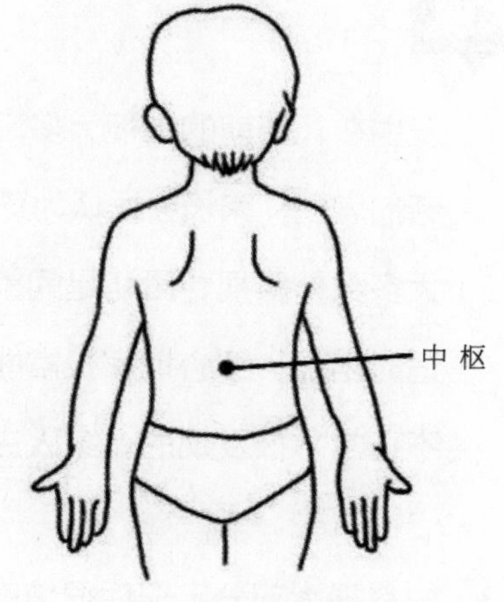

图3-59 穴位选取

（1）**捏脊** 捏脊3遍，当按捏到背部的中枢穴时，稍用力向上提3次，然后配合掐、揉中枢穴，揉颈椎。

（2）**掐中枢** 一手拇指放于背部的中枢穴，以指端甲缘着力按掐，一掐一松，连掐21次。

（3）**揉中枢** 以指腹或者掌根按揉背部的中枢穴，和缓地揉动3分钟。

（4）**揉颈椎** 一手拇指放在颈椎处，由上往下按揉3分钟。

二、斜视

斜视是指双眼不能同时正视同一个目标，偏向外的称为“外斜视”，偏向内的叫“内斜视”。民间称斜视为“斗鸡眼”或“斜白眼”。

小儿斜视如果形成很难纠正，所以要早发现、早治疗。注意训练小儿正确用眼，双眼视物时有意识地注视一个目标。尽早采用按摩的方法对防治斜视很有益处。

临床表现

（1）发生在儿童期的斜视大多没有明显的症状，少数学龄儿童会有视疲劳的表现，家长会误认为孩子厌学。

（2）大多数外斜视，最初是间歇性的，经常在疲劳、愣神或者发热等不适时出现，细心地家长常能发现。经常是邻居或老师觉得孩子眼睛不正常才被发现的，家人由于天天和孩子在一起，反而见“怪”不“怪”了。

（3）内斜视大部分出现后很快就会变为恒定性，或者说斜视的状态是经常存在的，所以相比外斜视而言，更容易早期发现和治疗。但是由于很多小孩子都有内眦赘皮和鼻梁宽的特点，有时看起来像“对眼”，经过专业医生检查发现为“假性内斜”。

（4）歪头视物。有时是眼睛的问题而不是脖子的问题，这是由于当孩子患有上斜视（垂直斜视）时，机体为了代偿而采取的一种特殊体位，在医学上简称为代偿头位。

（5）户外或者阳光下闭上一只眼睛，是某些间歇性斜视常见的表现之一，这类患者只是在户外或阳光下才会表现出闭上一只眼睛的异常情况，而其他情况则看不出任何异常。

捏脊疗法

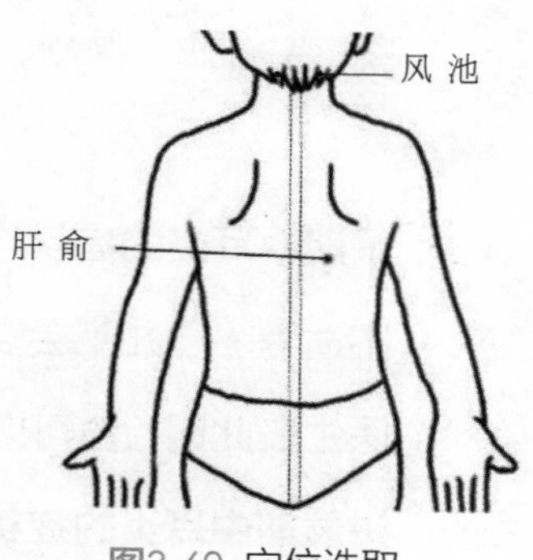

图3-60 穴位选取

● **穴位选取** 肝俞、风池（图3-60）。

● **操作手法**

（1）**捏脊** 捏脊3遍，当按捏到背部的肝俞穴时，稍用力向上提3次，然后配合按、擦肝俞穴，揉、推风池穴，推背部足太阳膀胱经循行部位。

（2）**按擦肝俞** 两手拇指分别放于背部的肝俞穴，以指端点按，一按一松，连按21次；然后，以指腹推擦肝俞穴3分钟。

（3）**揉推风池** 两手拇指分别放在颈后的风池穴处，先以指腹按揉3分钟，再做斜向第1胸椎的推擦活动，连推3分钟。

（4）**推背部** 两手张开，分别放于脊椎两侧足太阳膀胱经循行部位，由肩部开始向下推擦，直到胸椎尽处，连推3分钟。

三、中耳炎

中耳炎是中耳黏膜的化脓性炎症，常表现为耳痛、耳鸣以及耳内有脓液流出，急性期常有外耳道及鼓膜红肿，疼痛明显，可以伴有发热。

本病多为上呼吸道感染、鼻咽部感染之后，炎症蔓延至中耳所致。小儿患病后，可致听力损害，影响学习，甚至可出现严重的并发症，造成耳鸣、耳聋，应积极防治。

临床表现

（1）**早期中耳炎的症状** 表现为食欲减退、精神不振，出现耳鸣、耳内不适等（小儿不会表达），但是耳部不适会影响小儿玩耍和睡眠。医生在此期检查可以发现有鼓膜内陷，中耳内有积液。

（2）**进展期中耳炎的症状** 表现为高热，体温可达39~40℃，出现听力下降、哭闹不安和耳痛，同时伴有恶心、呕吐以及腹泻等消化道症状。这些表现类似感冒或肠炎，极容易被忽视或误诊。检查后可发现鼓膜充血、听骨红肿以及外凸。

（3）**高峰期中耳炎的症状** 表现为高热、拒食，严重者面色发灰、波动性耳鸣、听力下降以及耳痛向四周放射。检查能够发现鼓膜外凸、中耳内积脓。

（4）**后期中耳炎的症状** 通常在患病4~5天后，体温下降，耳痛消失，可以入睡，但鼓膜破溃，脓液从耳道流出，耳鸣及听力下降仍存在。

捏脊疗法

● **穴位选取** 风府、肾俞、天柱骨（图3-61）。

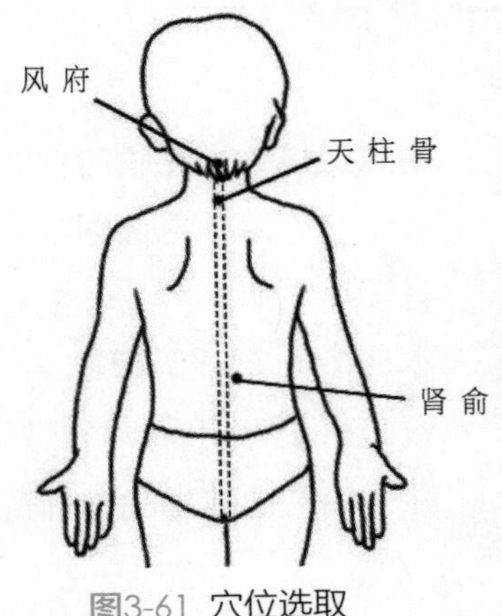

图3-61 穴位选取

● **操作手法**

（1）**捏脊** 捏脊3遍，当按捏到颈后的风府穴和腰部的肾俞穴时，各稍用力向上提3

次，然后配合掐、揉风府穴与肾俞穴，捏拿天柱骨，推擦背部。

（2）**掐揉风府**　一手拇指放在颈后的风府穴，以指端甲缘按掐，一掐一松，连掐21次；再以指腹按揉1分钟。

（3）**掐揉肾俞**　两手拇指分别放在背部的肾俞穴，以指端甲缘按掐，一掐一松，连掐21次；再以指腹按揉1分钟。

（4）**捏拿天柱骨**　一手拇指与四指对称用力，捏拿天柱骨，连捏3分钟。

（5）**推擦背部**　两手张开，分别放于脊柱两侧，在胸椎处推擦3分钟。

第六节 其他

一、夜啼

婴儿入夜啼哭不安，时哭时止，或者每夜定时，甚则通宵达旦，但是白天能安静入睡者称为夜啼。多见于新生儿和6个月内小婴儿。

啼哭为新生儿的一种本能反应。新生儿乃至婴儿常以啼哭表达痛苦。由于饥饿、惊恐、尿布潮湿、衣着过冷或过热等导致的偶尔啼哭，若喂以乳食、安抚亲昵、更换尿布、增减衣着即止，不属病态。长期反复夜啼常见于消化系统疾病和营养缺乏。

临床表现

（1）**主症**　主要以患儿常在夜间无明显诱因而哭闹不止为特点。

①脾脏虚寒　啼哭时哭声低弱，睡喜蜷曲，腹喜按摩，吮乳无力，四肢欠温，大便溏薄，面色青白，舌苔薄白，唇舌淡红，指纹青红。

②心经积热　啼哭时哭声较响，见灯火甚则更剧，哭时面赤唇红，烦躁不安，小便短赤，大便秘结，舌尖红，苔黄，指纹较红紫。

③ 惊恐　夜间突然啼哭，似见异物状，精神不安，哭声不已，睡中时作惊惕，面色青灰，脉来急数。紧偎母怀，哭则缓解。

④ 乳食积滞　夜间阵阵啼哭，厌食吐乳，嗳腐泛酸，脘腹胀满，大便臭秽，苔厚，指纹紫。

（2）**体征**　通常见于半岁以内的婴儿，持续时间数日至数月不定，有的阵阵哭啼，哭后仍能入睡；有的通宵达旦，彻夜不眠，白天如常，入夜则啼哭。

（3）**辅助检查**　血、尿以及便常规正常。

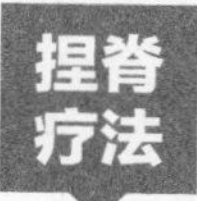

方法一

穴位选取 脾经、外劳宫、三关、中脘、大椎、龟尾（图3-62）。

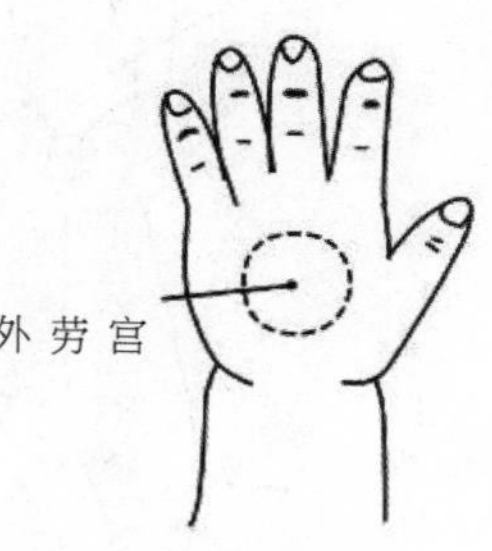

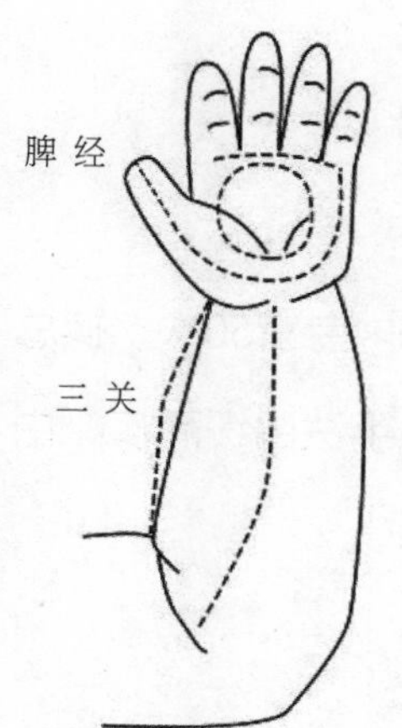

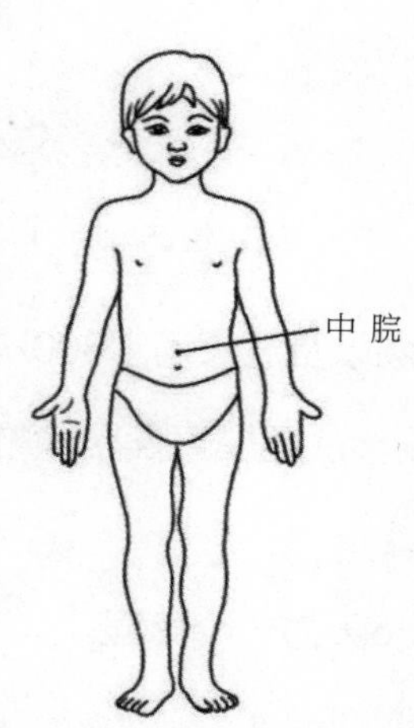

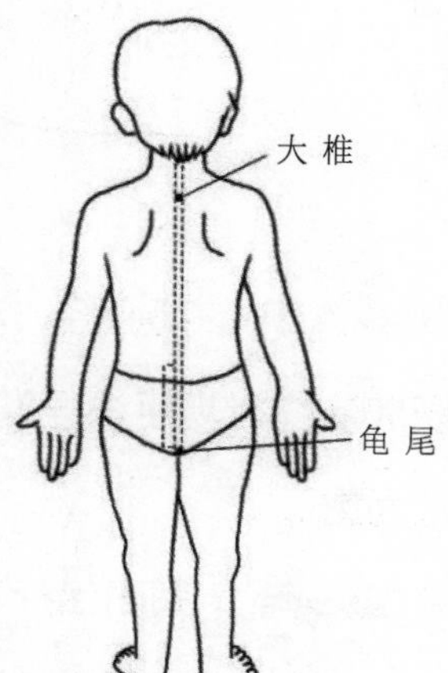

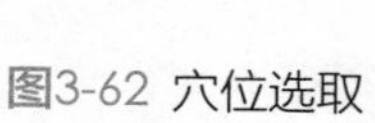
图3-62 穴位选取

操作手法 补脾经300次；揉外劳宫50次；推三关300次；摩腹5分钟；揉中脘50次；常规手法捏脊10遍，从龟尾直捏至大椎穴，手法由缓而疾，由轻而重。

操作间隔 每日治疗1次，5天为一个疗程。

主治 夜啼脾脏虚寒证。

方法二

穴位选取 心经、小肠、天河水、内劳宫、大椎、龟尾（图3-63）。

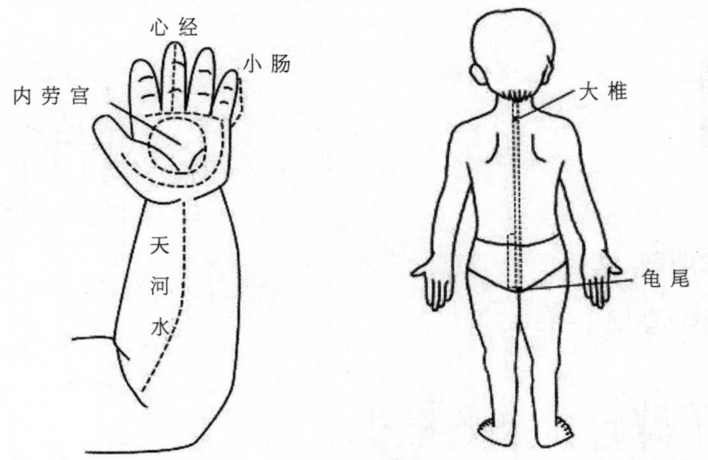

图3-63 穴位选取

操作手法 清心经、清小肠以及清天河水300次；揉内劳宫50次、揉总筋50次；常规手法捏脊10遍，从龟尾直捏至大椎穴，手法由缓而疾，由轻而重。

操作间隔 每日治疗1次，5天为一个疗程。

主治 夜啼心经积热证。

方法三

● **穴位选取** 脾经、大肠、中脘、天枢、神阙、下七节骨、龟尾、大椎（图3-64）。

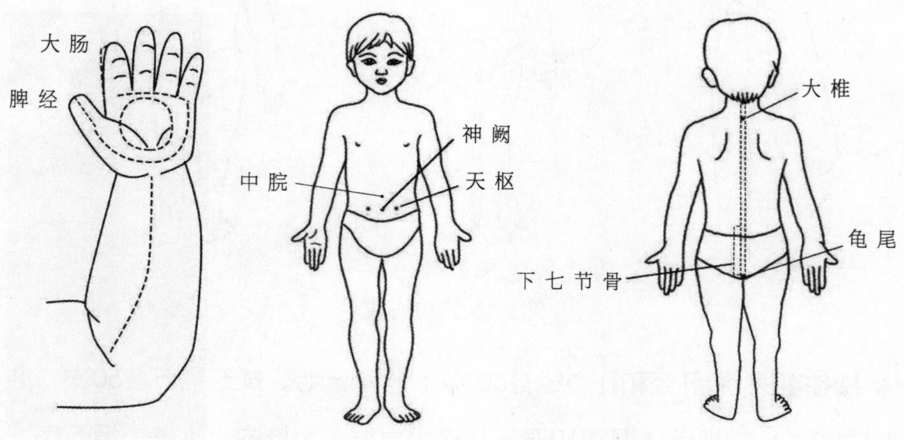

图3-64 穴位选取

● **操作手法** 清补脾经、清大肠各300次；揉中脘、揉天枢以及揉神阙各50次；摩腹5分钟，推下七节骨100次；常规手法捏脊10遍，从龟尾直捏至大椎穴，手法由缓而疾，由轻而重。

● **操作间隔** 每日治疗1次，5天为一个疗程。

● **主治** 夜啼乳食积滞证。

方法四

● **穴位选取** 肝经、心经、小肠、小天心、五指节、攒竹、大椎、龟尾（图3-65）。

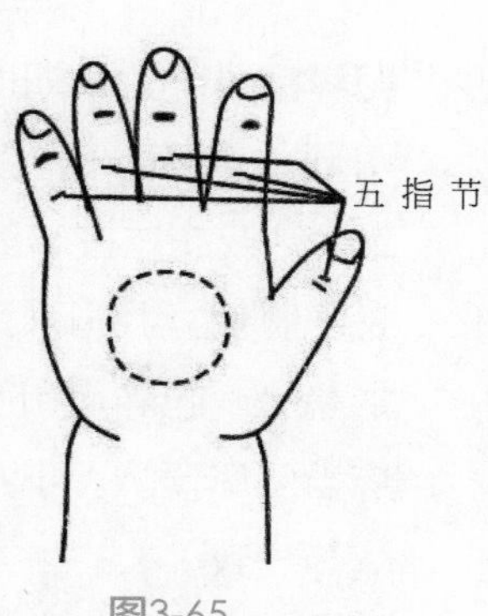

图3-65

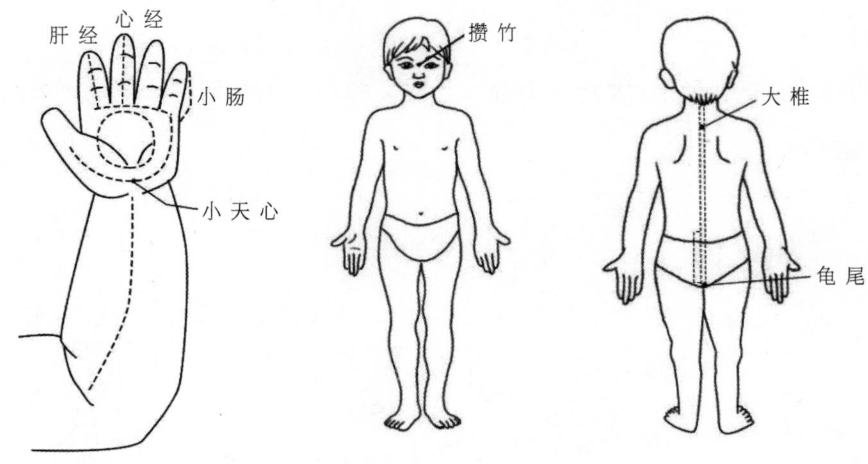

图3-65 穴位选取

● **操作手法** 清肝经和补心经各300次；揉小天心、揉五指节各50次；推攒竹30次；常规手法捏脊10遍，从龟尾直捏至大椎穴，手法由缓而疾，由轻而重。

● **操作间隔** 每日治疗1次，5天为一个疗程。

● **主治** 夜啼惊恐证。

二、肥胖症

肥胖症是因为长期能量摄入超过消耗，导致体内脂肪积聚过多而引起的疾病。一般认为体重超过按身长计算的平均标准体重20%，或超过按年龄计算的平均标准体重加上两个标准差以上即是肥胖症。我国人民生活水平逐步提高，小儿肥胖症发病率有增加趋势。肥胖症和冠心病、高血压以及糖尿病等都有一定关系，应当及早预防。小儿肥胖症大多属单纯性肥胖症（即非代谢性疾病等导致）。

中医无肥胖症这一病名，但对肥胖症认识较早。《灵枢·卫气失常》说："人有肥有膏……皮满者，肥。皮缓者……膏。膏者，多气而皮纵缓。"清代张志聪也说："中焦之气，蒸津液，化其精微……溢于外则皮肉膏肥，余于内则膏肓丰满。"认为肥胖症的发生和饮食过量有关。

临床表现

（1）**任何年龄均可发生**　1岁以下婴儿、5～6岁及青少年期十分容易发病。患儿食欲极好，食量亦大，尤喜甜食和脂类食物。智力良好。性发育正常或者较早。活动不便，极少运动。明显肥胖儿童常有疲乏感。用力时气短或腿痛。严重肥胖儿童可由于脂肪过度堆积限制胸廓及膈肌运动，致肺通气量不足，呼吸浅快，肺泡含气量减少，导致低氧血症、红细胞增多、发绀、心脏扩大、心力衰竭，甚至死亡。

（2）**体格检查**　患儿皮下脂肪甚厚，分布均匀，尤以乳、腹、髋以及肩部为显著。腹部及大腿可出现粉红色或紫红色浅纹。四肢肥大，尤以上臂及股部明显。女性患儿外生殖器发育大多正常；男性患儿因为大腿会阴部脂肪过多，阴茎可掩藏于脂肪组织中而显得过小，实际上属正常范围。少数肥胖儿可有扁平足和膝外翻。

（3）**实验室及其他检查**　肥胖儿常有高胰岛素血症；可有血三酰甘油及胆固醇增高，严重者β脂蛋白增高；血生长激素水平减低，生长激素刺激试验峰值要比正常儿降低。

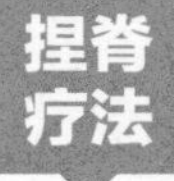
捏脊疗法

方法一

穴位选取 脾经、八卦、中脘、足三里、脾俞、胃俞、龟尾、大椎（图3-66）。

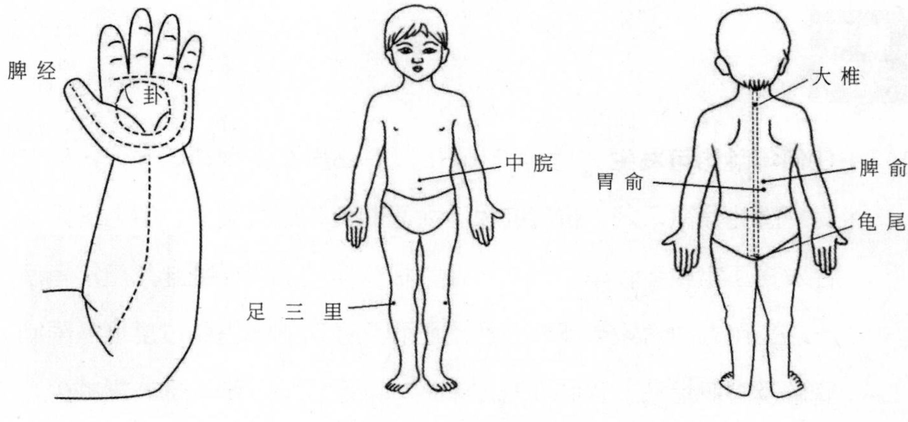

图3-66 穴位选取

操作手法 补脾经和运八卦各300次；摩中脘及摩腹5分钟；揉足三里50次；揉脾俞、揉胃俞各5次；常规手法捏脊10遍，从龟尾直捏至大椎，手法由缓而疾，由轻而重。

操作间隔 每日治疗1次，5天为一个疗程。

主治 肥胖脾虚证。

方法二

穴位选取 脾经、胃经、大肠、八卦、板门、内劳宫、天河水、脾俞、胃俞、丰隆、阴陵泉、龟尾、大椎（图3-67）。

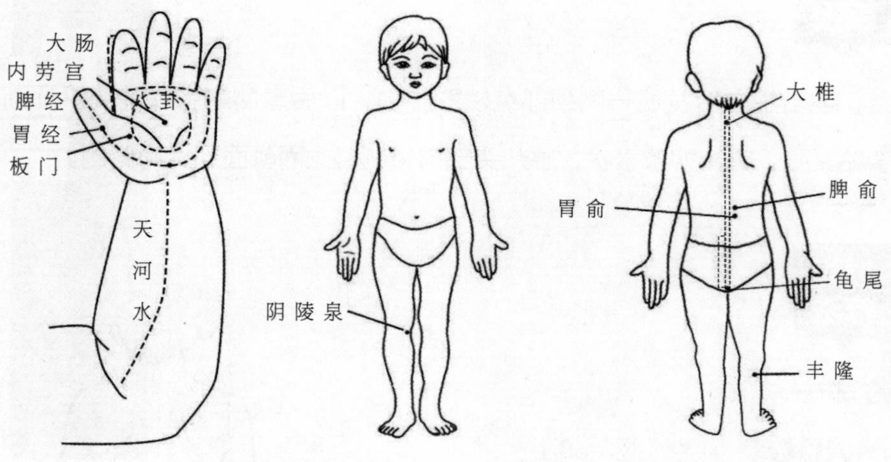

图3-67 穴位选取

操作手法 补脾经、补胃经以及清大肠各300次；运八卦100次；揉板门、运内劳宫各50次；清天河水300次；揉脾俞、揉胃俞、揉丰隆以及揉阴陵泉穴各50次；常规手法捏脊10遍，从龟尾直捏至大椎，手法由缓而疾，由轻而重。

操作间隔 每日治疗1次，5天为一个疗程。

主治 肥胖痰湿证。

三、肌性斜颈

肌性斜颈又称为先天性胸锁乳突肌挛缩性斜颈。头倾向肌肉挛缩的一侧，下颏转向对侧，久之面部变形。也有极少数患儿为脊柱畸形引起的骨性斜颈；视力障碍的代偿性姿势性斜颈；颈部肌麻痹造成的神经性斜颈和习惯性斜颈。

临床表现

在出生之后发现一侧颈部有梭形肿物，以后患侧的胸锁乳突肌逐渐挛缩紧张，突出如条索状，患儿头部向患侧斜倾而颜面部旋向健侧。

捏脊疗法

方法一

穴位选取 风池（图3-68）。

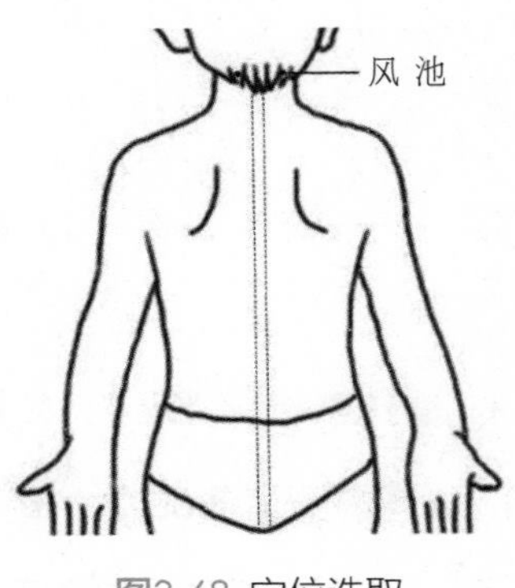

图3-68 穴位选取

操作手法

（1）**捏脊** 捏脊3遍，当按捏到颈部的风池穴时，稍用力向上提3次，然后配合掐、擦风池穴，拿捏颈肩。

（2）**掐风池** 一手拇指放在颈后的风池穴，以指端甲缘按掐，一掐一松，连掐21次。

（3）**擦风池** 一手拇指放在颈后的风池穴，以指腹推擦，连擦3分钟。

（4）**捏拿颈肩** 两手拇指和四指相对用力，分别捏拿颈部肌肉，从上到下，连续捏拿1分钟；然后捏拿两肩1分钟。

方法二

操作手法

（1）患儿取仰卧位，头向家长，以滑石粉为介质。医者坐于床前，一手托住患儿颈枕部，以另一手拇指按揉患侧的胸锁乳突肌5分钟。

（2）拿捏患侧胸锁乳突肌的肿块，用拇指、中指、食指仔细拿捏。稍微加大力量，仿佛肿块捏散样，但需和轻揉相交替，防止患儿剧烈哭闹，时间为2分钟，一手扶住患侧肩部，另一手扶住患儿头顶，使患儿头部逐渐向健侧肩部倾斜，使胸锁乳突肌拉长，反复操作5次。

（3）再用按揉法放松局部5分钟。

操作间隔

（1）按摩治疗斜颈，通常每日治疗1次，每次不超过15分钟。

（2）按摩时，手法要轻柔，用揉、捏手法时要多采用滑石粉等介质防止擦伤患儿皮肤。用拔伸摇晃手法时，宜由轻至重，幅度由小到大，切不可突然使用暴力，超出正常生理限度。

（3）家长在日常给患儿哺乳、怀抱以及睡眠时要有意使患儿头向健侧转动以帮助矫正畸形。

（4）可配合局部温热或者红外线等理疗，以促进血液循环，帮助肿块吸收。

（5）定期到医院复诊。

主治 小儿肌性斜颈。

方法三

操作手法

（1）患儿仰卧位，医者用一手托其颈部，一手用食指、中指、无名指于患侧胸锁乳突肌处按揉10分钟。

（2）医者一手托其头颈部，一手扶下颌体部，双手相对轻轻用力沿颈椎纵轴拔伸摇晃，并且轻轻向患侧旋转，重复两次。

操作间隔

（1）按摩治疗斜颈，通常每日治疗1次，每次不超过15分钟。

（2）按摩时，手法要轻柔，用揉、捏手法时要多采用滑石粉等介质防止擦伤患儿皮肤。用拔伸摇晃手法时，宜由轻到重，幅度由小至大，切不可突然使用暴力，超出正常生理限度。

（3）家长在日常给患儿哺乳、怀抱以及睡眠时要有意使患儿头向健侧转动以帮助矫正畸形。

（4）可配合局部温热或者红外线等理疗，以促进血液循环，帮助肿块吸收。

（5）定期到医院复诊。

主治 小儿肌性斜颈。

方法四

操作手法

（1）患儿取仰卧位，医者在患侧的胸锁乳突肌施以推揉法。

（2）拿患侧胸锁乳突肌。

（3）医者一手扶在患侧肩部，而另一手扶在患儿头顶，使患儿头部渐渐向健侧肩部倾斜，逐渐拉长患侧胸锁乳突肌，反复数次。

（4）以上操作完成后，再在患侧胸锁乳突肌部位施用推揉法。

推揉和拿捏患侧，能舒筋活血，改善局部血液供给，缓解肌肉痉挛，促使肿物消散；伸展扳拉患侧，能改善及恢复颈部功能活动。

操作间隔

（1）按摩治疗斜颈，通常每日治疗1次，每次不超过15分钟。

（2）按摩时，手法要轻柔，用揉、捏手法时要多采用滑石粉等介质防止擦伤患儿皮肤。用拔伸摇晃手法时，宜由轻到重，幅度由小而大，切不可突然使用暴力，超出正常生理限度。

（3）家长在日常给患儿哺乳、怀抱以及睡眠时要有意使患儿头向健侧转动以帮助矫正畸形。

（4）可配合局部温热或者红外线等理疗，以促进血液循环，帮助肿块吸收。

（5）定期到医院复诊，若需手术治疗最好在8～10岁以前进行，若年龄大后再行手术，则头面部及颈部畸形就很难矫正。

主治 小儿肌性斜颈。

四、惊厥

惊厥是由于多种原因使脑神经功能紊乱，表现为突然发作的全身性或局限性肌群强直性和阵挛性抽搐，多数可伴有意识障碍。小儿惊厥的发病率很高，6岁以下惊厥的发生率为成人的10～15倍，占全部儿童的5%～10%，以婴幼儿多见。惊厥频繁发作或持续状态可使患儿遗留严重的后遗症，甚至危及生命。

临床表现

惊厥表现为突然发生意识丧失，眼球固定不动或者上翻，面部、四肢呈阵发性、强直性抽搐，严重者出现颈项强直、角弓反张，甚至大小便失禁。惊厥可导致血液循环或呼吸障碍，表现为面色苍白、口唇发绀、心率加快或心律不齐、呼吸微弱或者不规则，甚至发生窒息。

捏脊疗法

● **穴位选取** 肝俞（图3-69）。

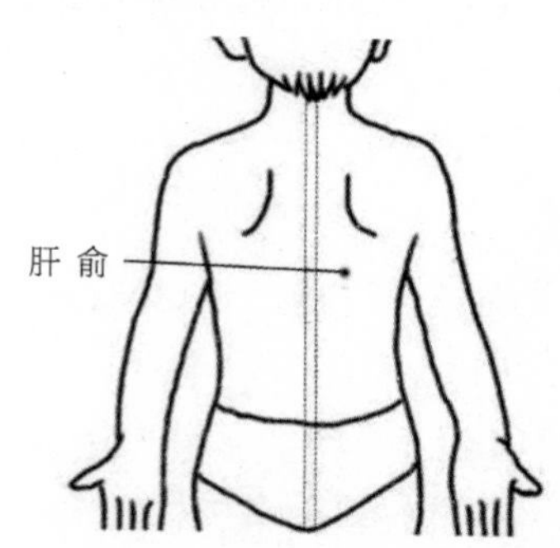

图3-69 穴位选取

（1）**捏脊** 捏脊3遍，当按捏到背部肝俞穴时，稍用力向上提3次，然后配合按、擦肝俞穴，推上背部。

（2）**按肝俞** 两手拇指分别放在背部的肝俞穴，以指端点按，一按一松，连按21次。

（3）**擦肝俞** 两手拇指分别放在背部的肝俞穴，用指腹推擦3分钟。

（4）**推上背**　两手张开，分别放在背部脊柱两侧，从颈后开始，沿脊柱向下推擦，至胸椎尽处为止，连推3遍。

五、暑热症

暑热症是一种发生于盛夏季节的儿科常见病，主要表现为盛夏季节小儿长期发热，热度随外界的气温高低而变化，并伴有口渴、多尿、多饮、无汗或少汗等症状。发病往往集中在天气最炎热的6～8月，可迁延整个夏季，到秋凉以后逐渐痊愈。

本病多发生于3岁以内的婴幼儿，其中以6个月至2岁小儿为最多见。这是因为婴幼儿年龄小，体温调节功能不健全；也可由体温调节中枢功能失调而引起。

临床表现

（1）**发热**　多数患儿的体温会随着气温的上升而上升，可在38～40℃之间，并且随着气温升降而波动，发热期可达1～3个月；随着入秋气候转为凉爽，体温自然下降到正常。

（2）**口渴、多饮、多尿**　患儿口渴逐渐明显，饮水日益增加，24小时可饮水2000～3000ml，甚至更多。患儿小便通常清长，次数频繁，每日可达20～30次，或随饮随尿。

（3）**少汗或汗闭**　患儿虽有高热，但是汗出不多，仅在起病时头部稍有汗出。

（4）**其他症状**　病初一般情况良好。发热持续不退时可伴食欲减退，面色少华，形体消瘦，或伴倦怠乏力。

捏脊疗法

● **穴位选取**　灵台（图3-70）。

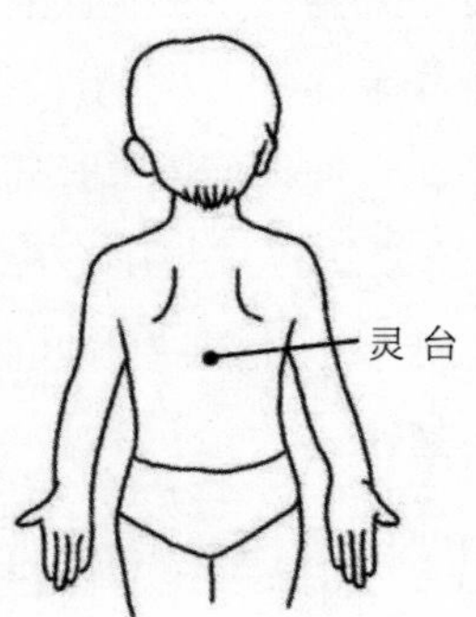

图3-70 穴位选取

● **操作手法**

（1）**捏脊**　捏脊3遍，当按捏到背部的灵台穴时，稍用力向上提3次，然后配合掐、揉灵台穴，推背部。

（2）**掐灵台**　一手拇指放在背部的灵台穴，以指端甲缘按掐，一掐一松，连掐21次。

（3）**揉灵台**　一手拇指放在背部的灵台穴，以指腹做按揉活动，连揉3分钟。

（4）**推背部**　两手张开，分别放在脊柱两侧，以手掌由上往下推，连推3分钟，重点刺激脊中线旁开1.5～3寸的足太阳膀胱经循行部位。

六、吐奶

吐奶是6个月以下婴儿的常见表现，若由于吸奶过多而致的溢奶，不属病态；若大量吐奶，或连续、多次吐奶，应查找原因，排除器质性疾病。

吐奶最常见的原因是在吸奶时吞咽了过多的空气。空气入胃后造成胃膨胀，胃内压力升高，使乳汁从婴儿口中溢出。此外，自主神经功能失调也和吐奶有一定关系。

因吸奶过多导致的吐奶，要注意掌握正确的喂乳方法，避免吸入过多的空气。喂奶后，竖抱婴儿，在其背部轻拍几下，有助于预防吐奶。

临床表现

（1）**一般呕吐**　呕吐前常有恶心，可吐出一两口，或者连续呕吐数口。这种情况多见于胃肠道感染性疾病等；不少呼吸道感染患儿，如咽炎、气管炎或者肺炎等，也可由于剧烈咳嗽引发呕吐。

（2）**喷射性呕吐**　往往呕吐前没有任何感觉，食管或胃部的食物突然呈喷射状自鼻腔或口腔大量喷涌而出。大部分是因为婴儿吃奶时吞入大量空气；胃肠道先天畸形（胃扭转、胃幽门梗阻等）；中枢神经系统感染性疾病，如脑炎、脑膜炎，或由于颅内出血或颅内肿物呈现颅内高压状态时会发生喷射性呕吐。

（3）**溢乳**　又称为漾奶，多见于出生后6个月内的小婴儿，常见的是吃奶后从口角溢出少许奶汁，这是由于婴儿的胃与成人不同，呈水平位置，而且胃部肌肉发育不完善，食管等胃部连接处的贲门较为松弛，吃奶过多或咽下大量空气时，就会出现溢奶。

（4）**反刍现象** 是和呕吐相似的病态，较少见。多在出生后6个月后发病，患儿生长发育明显落后于同龄小儿，常呈重度营养不良。

捏脊疗法

● **穴位选取** 三焦俞（图3-71）。

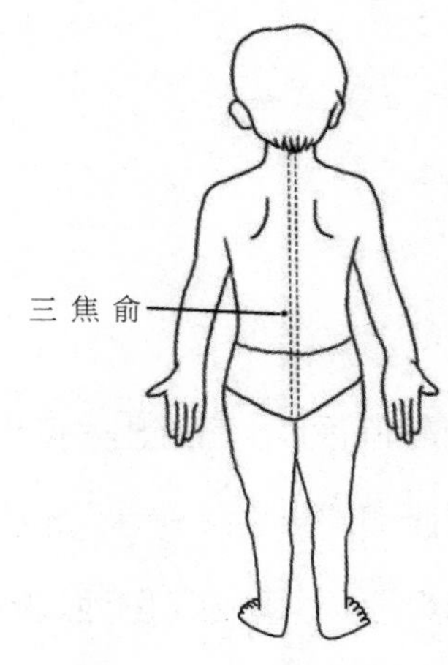

图3-71 穴位选取

● **操作手法**

按摩可帮助排出胃内空气，调节自主神经功能，从而避免吐奶的发生。

（1）**捏脊** 捏脊3遍，当按捏到腰背部的三焦俞穴时，稍用力向上提3次，然后配合掐、揉三焦俞穴，轻拍背部。

（2）**掐三焦俞**　两手拇指分别放在腰背部的三焦俞穴，以指端甲缘按掐，一掐一松，连掐21次。

（3）**揉三焦俞**　两手拇指分别放在腰背部的三焦俞穴，以指腹按揉3分钟。

（4）**拍背部**　两手张开，以掌面轻轻拍打背部，从上到下，连拍3分钟。

七、贫血

贫血是儿童时期常见的一种综合征，指的是单位容积外周血中红细胞数、血红蛋白量低于正常，红细胞压积可减少，但是不一定平行。按照世界卫生组织标准，当海拔为0时，小儿血红蛋白低限值是6个月到6岁110g/L，6岁到14岁120g/L，海拔每升高1000米，血红蛋白上升4%，低于以上值叫做贫血。

临床表现

小儿贫血可发生于任何年龄段，大多和营养缺乏有关，主要表现是肤色苍白，以皮肤黏膜、口唇、口腔黏膜、甲床以及手掌为最明显。当贫血加重，血红蛋白下降到60g/L以下时，患儿会出现烦躁不安、食欲减退、消化不良、呼吸和心跳加快、体重增长减慢、舌乳头萎缩以及精神疲软等症状。学龄期儿童患贫血时，常表现为注意力不集中，理解力下降，反应迟钝，课堂上爱做小动作，吵闹不安，少数还有异食症。血常规检查可发现红细胞及血红蛋白降低。

贫血的发生常与饮食有关。乳制品的含铁量较少，若小儿长期喂母乳或牛奶，不增加辅食，或者辅食中铁及蛋白质的含量不足，均可引起贫血。饮食习惯不良，如偏食、挑食、厌食或病后限食太过等，也可导致铁或蛋白质摄入不足，从而发生贫血。

捏脊疗法

● **穴位选取** 膈俞（图3-72）。

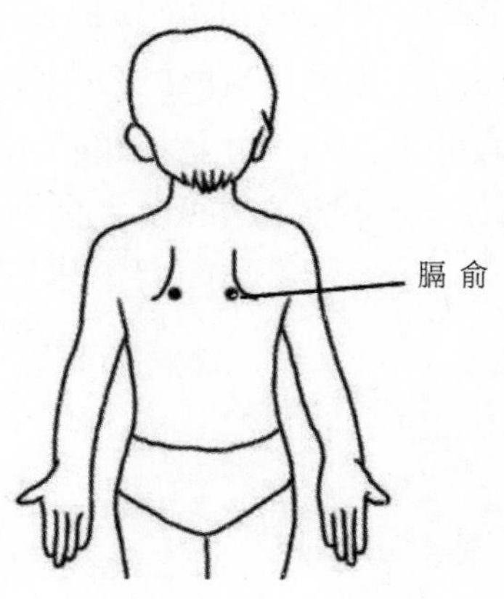

图3-72 穴位选取

（1）**捏脊** 捏脊3遍，当按捏到背部的膈俞穴和脾俞穴时，稍用力向上提3次，然后配合按、擦膈俞穴和脾俞穴，揉背部。

（2）**按擦膈俞** 两手拇指分别放在背部的膈俞穴，以指端点按，一按一松，连按21次；再以指腹推擦膈俞穴，连擦3分钟。

（3）**按擦脾俞** 两手拇指分别放在背部的脾俞穴，以指端点按，一按一松，连按21次；再用指腹推擦脾俞穴，连擦3分钟。

（4）**揉背部** 两手张开，放在背部两侧，分别用掌面在膈俞穴和脾俞穴之间做按揉活动，连揉3遍。

八、骶尾关节疼痛

骶尾关节有向前倾斜的生理角度，为负重及活动较大的关节，容易受损而引起疼痛。

临床表现

有骶尾关节劳损者单手负重、弯腰、翻身，乃至咳嗽增加腹压时，均会导致疼痛，可伴有局部压痛、叩击痛，但极少压迫坐骨神经导致臀部疼痛。

捏脊疗法

按摩骶部，点按八髎穴，配合推七节骨，有益气固肾、缓解痉挛以及梳理肌筋的作用，对防治骶尾部关节疼痛有一定效果。

● **穴位选取** 八髎、七节骨（图3-73）。

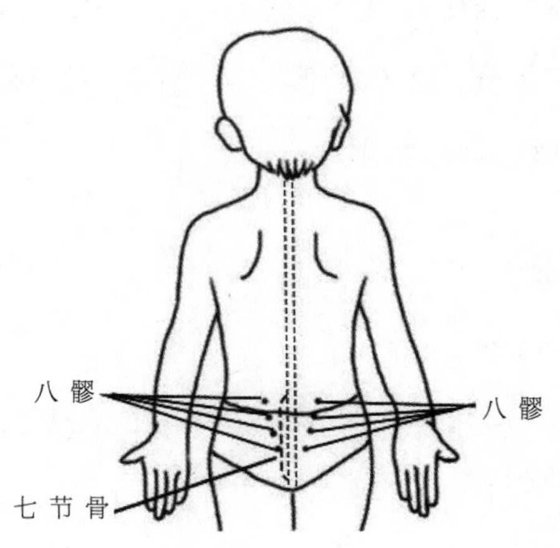

图3-73 穴位选取

操作手法

（1）**捏脊** 捏脊3遍，当按捏到骶部八髎穴时，稍用力向上提3次，然后配合按、擦八髎穴，揉腰骶部，推七节骨。

（2）**按擦上髎** 两手拇指分别放在骶部的上髎穴，以指端点按，一按一松，连按1分钟；然后，以指腹推擦上髎穴3分钟。

（3）**按擦次髎** 两手拇指分别放于骶部的次髎穴处，以指端点按，一按一松，连按1分钟；然后，以指腹推擦次髎穴3分钟。

（4）**按擦中髎** 两手拇指分别放于骶部的中髎穴处，以指端点按，一按一松，连按1分钟；然后，以指腹推擦中髎穴3分钟。

（5）**按擦下髎** 两手拇指分别放于骶部的下髎穴处，以指端点按，一按一松，连按1分钟；然后，以指腹推擦下髎穴3分钟。

（6）**揉腰骶** 用手掌按揉腰骶部，连揉3分钟。

九、脊柱侧凸

脊柱侧凸俗称脊柱侧弯，是一种脊柱的三维畸形，包括冠状位、矢状位以及轴位上的序列异常。正常人的脊柱从后面看应该是一条直线，并且躯干两侧对称。若从正面看有双肩不等高或后面看到有后背左右不平，就应当怀疑“脊柱侧凸”。这个时候应拍摄站立位的全脊柱X线片，若正位X线片显示脊柱有大于10°的侧方弯曲，就可诊断为脊柱侧凸。轻度的脊柱侧凸通常没有明显的不适，外观上也看不到明显的躯体畸形。比较重的脊柱侧凸则会影响婴幼儿和青少年的生长发育，使身体变形，严重者会影响心肺功能，甚至累及脊髓，导致瘫痪。轻度的脊柱侧凸可以观察，严重者需要手术治疗。脊柱侧凸是危害青少年及儿童的常见疾病，要早发现、早治疗。

临床表现

多数侧凸发生在胸椎上部，凸向右侧；其次好发于胸腰段，凸向左侧者比较多。脊柱侧凸所造成的继发性胸廓畸形，若畸形严重，可导致胸腔和腹腔容量减缩，导致内脏功能障碍。若心脏有不同程度的移位，可出现心搏加速，肺活量减少，食欲减退，消化不良。神经根在凸侧可以发生牵拉性症状，凹侧可以发生压迫性症状，神经根的刺激可以导致胸和腹部的放射性疼痛；也有引起脊髓功能障碍者，由于内脏功能障碍，患儿全身往往发育不佳，体力较弱，躯干矮小，心肺储备力差。

轻度脊柱侧凸的患儿，自己常没有任何不舒服的感觉，要依靠家长的细心检查。

给小儿洗澡时，要注意小儿的背部是否对称，有无局部隆起。如有怀疑，可站在小儿对侧仔细观察。让小儿向前弯腰，保持膝部伸直，双手下垂，手掌合拢，手指对齐，如有病变存在，椎体的旋转可致后背两侧高度不对称；由前面看，常可见胸部乳房和胸廓不对称。发现上述异常，则应立即到医院检查。

还可检查小儿是否有步态异常，如有步态异常，应检查骨盆是否对称、两腿是否等长。因为不同侧凸的发病年龄不同，所以应对小儿定期检查，以免延误诊治。

捏脊疗法

穴位选取 督俞（图3-74）。

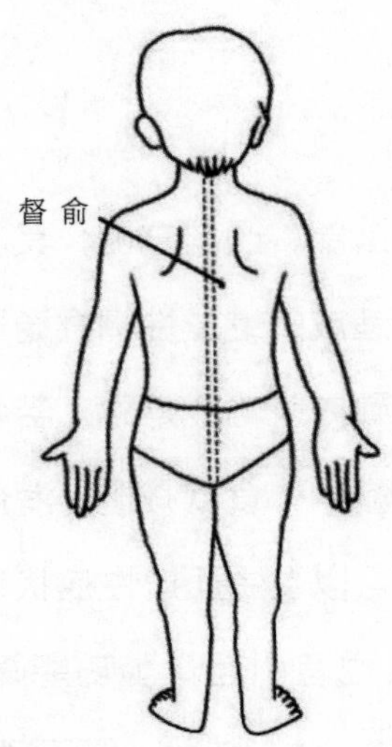

图3-74 穴位选取

操作手法

（1）**捏脊**　捏脊3遍，当按捏到背部的督俞穴时，稍用力向上提3次，然后配合按、擦督俞穴，分推、合推背部。

（2）**按督俞**　两手拇指分别放在背部的督俞穴，以指端点按，一按一松，连按21次。

（3）**擦督俞**　两手拇指分别放在背部的督俞穴，以指腹推擦3分钟。

（4）**分合推背**　两手张开，两拇指对置于脊柱两侧，先向两侧分推，再向中间合推，由腰骶部开始，渐次上移，到第1胸椎处为止，连推3遍。

十、汗证

汗证指的是不正常出汗的一种病症，即小儿在安静状态下，全身或者局部出汗过多，甚则大汗淋漓。多发生于5岁以下小儿。小儿汗证，多属西医学自主神经功能紊乱，而维生素D缺乏性佝偻病和结核感染，也常以多汗为主症，当注意鉴别，及时明确诊断，避免贻误治疗。反复呼吸道感染表虚不固者，常有自汗、盗汗；而小儿汗多，若未能及时拭干，又易于着凉，导致呼吸道感染发病。

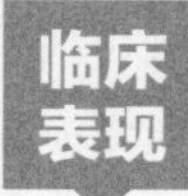

汗证的临床表现是多样的，中医分为两大类，自汗和盗汗。西医则

按其部位不同，分为全身性多汗和半侧身多汗。又由于其特殊表现，中医还有红汗、黄汗、绝汗、战汗等。

中医认为汗证多由小儿气血未充、腠理不密而津液发泄太过所引起，小儿稚阴稚阳之体，阴阳易失调，阳虚者是自汗，阴虚者是盗汗。

西医认为全身性多汗是急慢性感染性疾病、循环功能不全、结缔组织疾病、营养性疾病、药物作用、精神因素或内分泌功能异常所引起；半侧身多汗为颅内占位性病变、脊髓病变、局部交感神经受损或病变或者偏头痛所致。

捏脊疗法

● 穴位选取 大椎、肩井、肺俞、心俞、脾俞、龟尾、一窝风、天河水、三关（图3-75）。

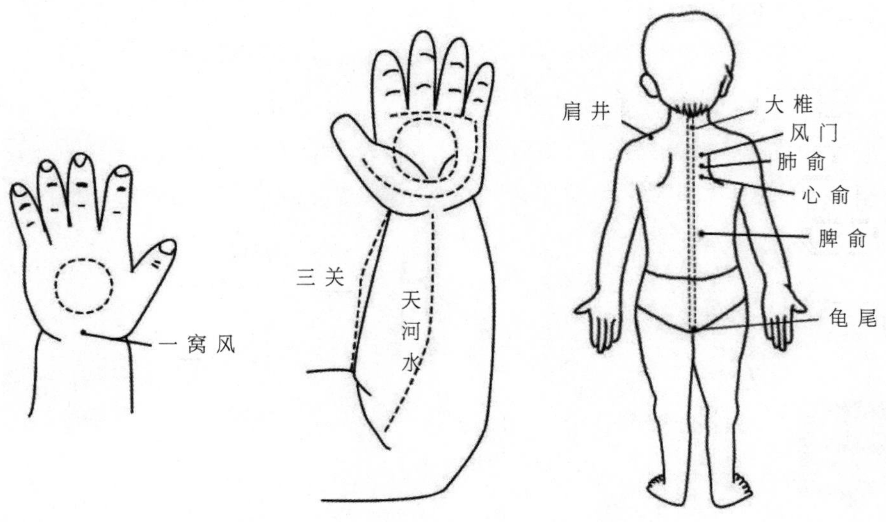

图3-75 穴位选取

操作手法

（1）常规手法捏脊3～5遍，重提按肺俞、心俞以及脾俞。

① 卫表不固者重提风门、肺俞以及脾俞穴，每捏1遍后顺时针方向旋转按揉肺俞、肾俞穴3～5次。

② 阴阳失调者重提心肺两俞穴，并在捏完1遍后按揉心俞及肺俞穴1～2分钟。

（2）揉一窝风。

（3）清天河水。

（4）推三关。

Reference

参考文献

[1]隋晓峰，双福．抚触捏脊消百病——老中医不外传的小儿保健法[M]．北京：化学工业出版社，2016.

[2]李先晓．李德修三字经派小儿推拿精解[M]．北京：科学出版社，2016.

[3]韩国伟．小儿捏脊（视频版）[M]．北京：科学出版社，2016.

[4]施仁潮．轻松学按摩：捏脊[M]．杭州：浙江科学技术出版社，2005.

[5]王桂茂．儿童经络按摩祛百病[M]．北京：化学工业出版社，2014.